NOTICE MÉDICALE

SUR

L'EAU MINÉRALE MÉDICINALE NATURELLE

DE

CORNETO

près Civita-Vecchia (États Romains)

CHLORURÉE-SODIQUE, BROMO-IODURÉE FORTE

FERRUGINEUSE, ARSENICALE

ANALYSE & COMPOSITION CHIMIQUE de cette eau minerale, par M. OSSIAN HENRY, de l'Academie Impériale de Médecine de Paris.

ÉTUDE PHYSIOLOGIQUE ET THÉRAPEUTIQUE, par M. le docteur J.-B MARUFFI, Membre de la Magistrature sanitaire centrale, premier medecin de la Maison de correction et Membre de la Commission sanitaire provinciale de Civita-Vecchia. (États-Romains).

NOTICE HISTORIQUE ET DESCRIPTIVE, par M. l'abbe SENSI, Chanoine et Provicaire general, Membre de l'Institut de Correspondance archéologique, etc., etc.

LILLE

IMPRIMERIE DE LEFEBVRE-DUCROCQ

rue Esquermoise, 57.

1870

NOTICE MÉDICALE

SUR

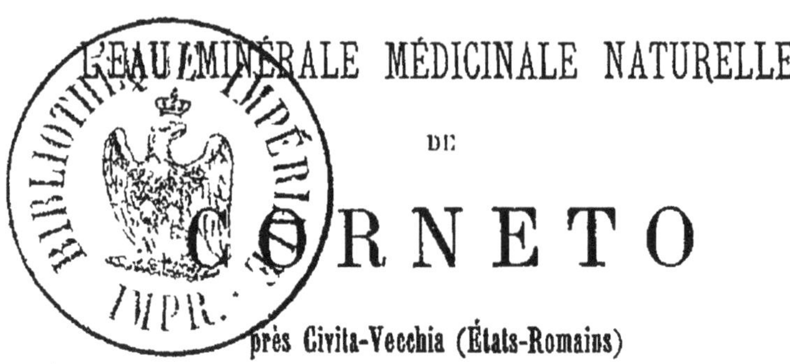

L'EAU MINÉRALE MÉDICINALE NATURELLE

DE

CORNETO

près Civita-Vecchia (États-Romains)

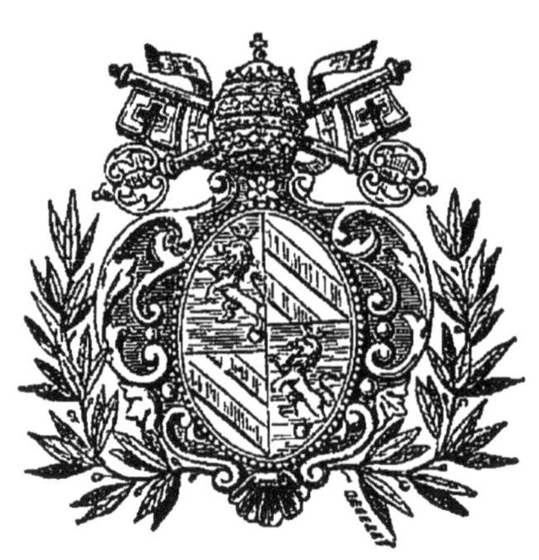

CHLORURÉE-SODIQUE, BROMO-IODURÉE FORTE

FERRUGINEUSE, ARSENICALE

NOTICE MÉDICALE

SUR

L'EAU MINERALE MEDICINALE NATURELLE

DE

CORNETO

près Civita-Vecchia (Etats-Romains)

CHLORURÉE-SODIQUE, BROMO-IODURÉE FORTE

FERRUGINEUSE, ARSENICALE

ANALYSE & COMPOSITION CHIMIQUE de cette eau minerale, par M. OSSIAN HENRY, de l'Academie Imperiale de Medecine de Paris

ETUDE PHYSIOLOGIQUE ET THERAPEUTIQUE, par M. le docteur J.-B. MARUFFI, Membre de la Magistrature sanitaire centrale, Premier medecin de la Maison de correction et Membre de la Commission sanitaire provinciale de Civita-Vecchia. (Etats-Romains)

NOTICE HISTORIQUE ET DESCRIPTIVE, par M l'abbe SENSI, Chanoine et Provicaire general, Membre de l'Institut de Correspondance archeologique, etc , etc

LILLE

IMPRIMERIE DE LEFEBVRE-DUCROCQ

Rue Esquermoise, 57

1870

LILLE, IMPRIMERIE DE LEFEBVRE-DUCROCQ.

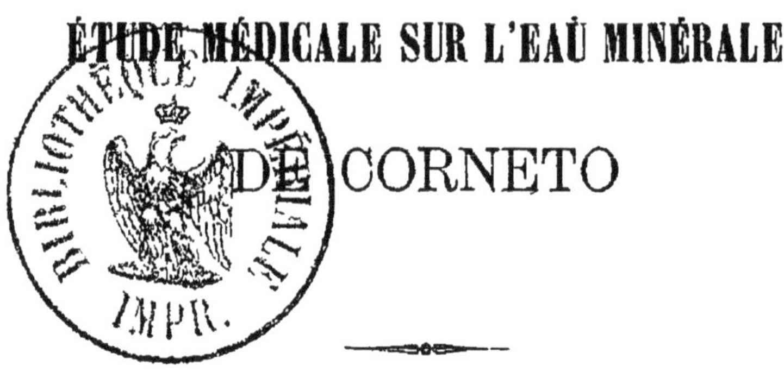

ÉTUDE MÉDICALE SUR L'EAU MINÉRALE DE CORNETO

I

HISTORIQUE ET DESCRIPTION.

Sur un magnifique et riant côteau, dont le sol fertile s'étend au midi jusqu'à la Méditerranée, distante seulement de trois milles, s'élève Corneto, petite ville des Etats-Romains et qui fait partie de la province de Civita-Vecchia. La beauté du lieu, son heureuse position entre deux riches et pittoresques vallées en font un séjour incomparable. Au couchant, c'est la ravissante vallée de la Marta, ainsi nommée du nom du petit fleuve qui la parcourt, emportant à la mer le trop plein du célèbre lac Bolsena. Au levant, c'est le gentil fleuve Minione, aux rives poétiques, qui répand partout la fertilité dans la vaste vallée qui s'étend de Corneto au mont de l'Allumière.

La beauté du lieu, la fertilité de la campagne qui environne Corneto, l'intérêt que présente son sol rempli de monuments dont le souvenir appartient à l'histoire et dont plusieurs ne sont pas indignes de fixer l'attention de l'artiste ou de l'archéologue, tout porte le voyageur à s'arrêter dans ces lieux. On est là en plein pays étrusque, sur l'emplacement de l'antique Tarquinies dont on voit encore les ruines se dresser à une certaine hauteur. Soit que l'œil interroge la surface du sol, soit qu'il aille scruter celui-ci jusque dans ses profondeurs, les souvenirs d'un autre temps viennent en masse assiéger l'esprit, et, dans ce lieu, il devient possible de revivre, par l'imagination, de longues heures dans le passé. C'est sous l'impression de tant de beautés qu'un célèbre poëte latin contemporain composa ces vers qui dépeignent si bien la position et les gloires passées de la ville dont nous parlons :

In mare quà Minio tenui perlabitur amne,
Ortaque Vulsinio [1], defluit unda lacu.
Mœnia surgebant hìc artibus inclyta et armis
Tarquinia [2], Etrusci gloria prima maris.

« Au point où le gracieux fleuve Minione se jette dans « la mer, roulant les eaux qu'il a tirées du lac Vulsinius, « se dressait l'enceinte de l'antique Tarquinies qui s'il- « lustra tellement par la culture des arts et le succès de « ses armes, qu'elle fut la gloire première de la mer « étrusque. »

Nous n'avons pas l'intention d'entreprendre par nous-

[1] Aujourd'hui Bolsena.
[2] Corneto.

même l'histoire de ce coin de terre qui a vu se dérouler tant et de si grands événements. Encore moins voulons-nous retracer les fortunes diverses qu'a eu à subir cette province si rapprochée de la capitale de l'ancien monde, et qui, depuis, après les splendeurs de la civilisation grecque et romaine, a encore assisté à la grandeur de la Rome chrétienne. Nous laisserons à un autre plus autorisé que nous en ces matières, à M. l'abbé Sensi, écrivain distingué, archéologue émérite, le soin de présenter à nos lecteurs un tableau gracieux autant que fidèle de l'histoire de cette contrée, dans une courte notice qu'il a eu l'obligeance d'écrire exprès pour eux et que l'on trouvera plus loin. Avec nos remercîments pour la complaisance qu'il a mise à nous communiquer cette description, nous tenons en outre à le prier d'agréer publiquement nos regrets sincères pour les imperfections que nous avons laissées, bien malgré nous, en reportant son travail de l'italien au français. Notre plume, moins habile que la sienne, nous a trahi, et nous croyons juste de le déclarer, puisque la traduction est restée bien loin de l'original.

Mais il n'y a pas que la beauté du lieu et les souvenirs historiques qui s'y rencontrent qui puissent retenir la voyageur à Corneto. Bien souvent aussi, le soin de se santé où le désir de voir cesser une longue maladie qui le mine depuis longtemps, l'arrêteront en ce lieu. En effet, nous avons ici une source d'eau minérale, connue de temps immémorial et dont l'installation première remonte aux anciens Romains. Cette source, qui jouit d'une grande renommée dans les pays avoisinants, nous amène chaque année, et surtout pendant la belle saison, de nombreux visiteurs.

Comme c'est précisément de l'action médicale de cette eau minérale dont nous allons traiter dans ce travail, on comprend qu'il ne soit pas sans intérêt de dire quelques mots de ce que nous savons de son histoire. Nous serons bref d'ailleurs, et nous nous bornerons strictement à l'historique de la source, puisque mieux que nous n'aurions pu le faire, M. l'abbé Sensi a bien voulu, dans sa notice, s'occuper plus particulièrement de décrire le pays et d'en retracer l'histoire.

L'usage médical de l'eau minérale de Corneto remonte à la plus haute antiquité ; l'examen des lieux qui avoisinent la source ne laisse aucun doute à cet égard. Celle-ci coule sur le territoire et au milieu des ruines de l'ancienne ville étrusque de Tarquinies qui, elle-même, date des colonies grecques d'Italie. Il n'eût pas été croyable qu'une cité dont la civilisation était aussi avancée n'eût pas mis à profit les ressources bienfaisantes que présentait à ses malades cette source précieuse placée ainsi par la nature à leur portée. On ne peut d'ailleurs conserver de doute à ce sujet, puisque des fouilles récentes ont mis à découvert des constructions étrusques qui avaient visiblement été établies dans le but d'utiliser l'eau minérale.

Les Romains, si bons connaisseurs en fait de thermes et d'eaux minérales qu'on ne cesse de retrouver aujourd'hui, non-seulement en Italie, mais en France et jusqu'en Allemagne et en Belgique des traces de leurs installations salutaires, partout enfin où ils ont rencontré une source d'eau minérale de quelque importance, les Romains ne purent manquer de mettre à profit à leur tour les propriétés si efficaces de la source de Corneto. C'est là ce qu'ont surabondamment démontré, du reste, les fouilles entreprises, en 1860, dans le terrain qui avoisine la source.

A cette époque, en effet, on entreprit des fouilles dans un terrain pierreux, où l'on voyait sortir en petite quantité l'eau minérale. En parvenant à une profondeur de trois mètres environ, on mit à jour un ancien établissement thermal de construction romaine, portant en plusieurs points des inscriptions latines en grande partie effacées. Peut-être aurait-on pu les reconstituer et les déchiffrer si des ouvriers peu soigneux n'eussent brisé les tables de pierre qui les portaient sous le choc de leurs outils. Cet établissement présente encore bien conservées trois groupes de grandes baignoires ou piscines de pierre de dimensions différentes, et qui paraissent avoir été destinées aux hommes, aux femmes et aux enfants Sous un monticule contigu à l'établissement, on découvrit un puits d'un diamètre de 1 mètre 25 centimètres. Ce puits était fermé au moyen d'une dalle de marbre brut, maintenue par un massif de terre et de moëllons. Il représente le bassin de déversement qui alimentait jadis les bains. Dans l'intérieur du puits et dans la partie du sol qui l'entoure, les propriétaires de la source, MM. Tabut, Glettly et Cie [1], furent assez heureux pour recueillir un grand nombre d'objets remontant à la plus haute antiquité : médailles, pièces de monnaie, vases de terre ou de métal, objets divers de provenance étrusque ou romaine. La plupart de ces objets ont été emportés par

[1] La compagnie de Corneto, dont le siége est à Paris, rue des Saints-Pères, 33 et 39, est seule propriétaire de l'exploitation et de ses dépendances.

eux à Paris, dans l'intention d'y former une collection qui pût montrer au loin l'authenticité de l'ancienneté de la source qu'ils dirigent.

Les générations qui se succédèrent dans cette contrée, pendant tout le moyen-âge et jusqu'au commencement des temps modernes, continuèrent à employer, pour l'usage médical, l'eau de la source minérale, en même temps qu'ils mirent à profit les heureuses et solides installations balnéaires qui s'élevaient auprès d'elle. Il ne peut y avoir aucun doute à ce sujet, et bien que la majeure partie des archives de cette contrée aient actuellement disparu, il a été pourtant possible de retrouver différents procès-verbaux des séances de la municipalité de Corneto qui montrent jusqu'à quel point les habitants de cette ville se montraient soucieux de l'excellente conservation de la source. L'un d'eux, et le plus ancien que nous connaissions, date du VIe siècle. Il est conçu de telle sorte qu'il permet de penser que l'établissement était alors beaucoup plus considérable que nous ne pouvons nous le figurer d'après ce qu'il en reste aujourd'hui

Cette dernière opinion se trouve d'ailleurs confirmée par la lecture d'un autre procès-verbal qui remonte à une époque infiniment plus rapprochée de la nôtre, à l'année 1564. Ce nouveau document montre encore que, si la longue période de dix siècles qui sépare les deux dates que nous venons de citer, l'établissement était insensiblement tombé en ruine, l'usage médical de l'eau minérale n'avait pourtant pas été abandonné. Voici d'ailleurs un fragment de ce document. Il relate la décision prise par le conseil municipal de la commune de Corneto, dans sa séance du 13 décembre 1564, et il indique bien l'estime et la valeur que l'opinion publique attachai alors à la source. Nous traduisons et transcrivons fidèlement.

« M. Simon Sanctinus continuant son discours, dit :

« Puisque nous possédons cet établissement si com-
« mode et si rapproché de notre cité, au quartier du
« *Bagnolo*, ainsi appelé anciennement, croit-on, parce
« que cette eau a une certaine efficacité comme bains, —
« les pans de murs et les dalles qu'on aperçoit encore
« prouvent combien la source était estimée ; — puisqu'il
« est surtout connu de tous que ceux qui ont expérimenté
« cette eau minérale et qui en font usage en ont obtenu
« d'excellents résultats ;

« Je propose donc que nous votions la somme néces-
« saire pour la restauration de cette source, et pour en
« rendre l'usage plus facile en même temps qu'on en
« assurera les effets. Car, si cette eau, prise dans l'état
« impur où elle se trouve actuellement, produit de si
« bons résultats, que ne pourrons-nous espérer de
« son emploi quand nous lui aurons rendu toute sa pureté
« primitive ? »

« La proposition, ayant été mise aux voix, a été approuvée à l'unanimité par les trente-sept membres du Conseil. »

En 1564, l'eau de la source de Corneto n'avait donc pas encore cessé d'être employée pour l'usage médical et elle était toujours en grand honneur. Les réparations proposées par Simon Sanctinus, et approuvées par le Conseil, furent-elles faites et en quoi consistèrent-elles ? Ici nous nous trouvons dans l'impossibilité de répondre. Bien plus, par un singulier retour du hasard, ce fut peu de temps après cette même année 1564, où nous voyons l'eau minérale si appréciée, que celle-ci cessa tout-à-coup de servir aux besoins des malades et que la source fut comme perdue. Comment le fait eut-il lieu? fut-il le résultat d'un profond bouleversement du sol, d'une nouvelle invasion ou du moins du passage d'un de ces corps d'armée qui, à cette époque, traversèrent et trop souvent ravagèrent l'Italie? ou bien encore aurait-on trop tardé à faire les réparations urgentes réclamées par Simon Sanctinus, et le vieux bâtiment, en s'écroulant, aurait-il enseveli sous ses décombres la source qu'il avait eu pour but de protéger pendant si longtemps? En ceci, il nous faut confesser notre ignorance.

La seule chose que nous puissions affirmer, c'est que la source resta ainsi abandonnée pendant trois siècles, bien que la tradition en eut toujours conservé le souvenir. Ce regrettable état de choses ne cessa qu'en 1860, lorsque la société Tabut, Glettly et Cie eût, par des travaux habiles, dégagé la source et remis les lieux et la source elle-même dans un état satisfaisant. Un captage savamment fait, laissait espérer qu'on retrouverait l'eau minérale avec toutes ses propriétés naturelles natives. Comme on pourra le voir plus loin, l'analyse chimique a surabondamment démontré que cet espoir n'était pas vain.

Et maintenant, pour ce qui se rapporte à l'histoire et à la description de cette contrée, si belle et si intéressante de Corneto, nous cédons de grand cœur la place à la plume si élégante et si instruite de M. l'abbé Sensi.

Historique et description de Corneto.

M. l'abbé Sensi à M. l'abbé Raud.

Cher et bienveillant ami,

Plusieurs fois vous avez bien voulu m'engager, d'une façon tout aimable et très flatteuse pour moi, à vous entretenir de tout ce que je puis connaître de l'histoire de la source d'eau minérale qui se trouve à trois milles de cette ville, dans la partie du territoire dite du *Bagnolo*. Vous me priiez également de vous communiquer les renseignements que des recherches d'érudition ont permis de découvrir sur cette même source.

Vraiment, si je tardais davantage à répondre, même incomplètement, à votre désir, je mériterais d'encourir de votre part un grave reproche d'ingratitude. Il faudrait que j'eusse oublié la reconnaissance que je vous dois pour la gracieuse complaisance que vous avez mise à mon service chaque fois qu'il m'est arrivé de m'adresser à vous afin d'obtenir, pour mes études, quelques recherches littéraires déjà faites dans les bibliothèques de votre Paris, si instruit et si riche, sous ce rapport. Ce serait encore vouloir vous faire regretter vos bontés que de ne pas faire preuve d'empressement lorsqu'il s'agit de cette eau minérale si précieuse et si efficace que vous n'avez pas hésité à dépenser vos efforts pour en vulgariser le nom et les propriétés. Ce serait enfin me montrer ingrat que de paraître oublier l'intelligence, l'activité et même l'argent que vous avez dépensés pour conserver à cette eau bienfaisante le rang élevé auquel elle a droit dans la thérapeutique, en la préservant de toute altération dans ses qualités par la construction de travaux convenables. Ce n'est pas tout encore, et je veux publiquement vous exprimer ici ma gratitude pour la culture agricole si bien entendue que vous faites pratiquer dans le vaste terrain qui entoure la source. Ne vous en dois-je pas aussi pour le projet, si habilement conçu, que vous avez d'élever un établissement convenablement installé près de la source même. Vous avez voulu que ceux qui viendront demander la santé à nos eaux bienfaisantes y puissent trouver, dès leur arrivée, une habitation commode et délicieuse, afin, sans doute, que ravis par la beauté du lieu et par les splendeurs que l'art peut y ajouter, ils n'eussent plus rien à désirer.

Vous avez très heureusement réussi. En effet, qu'il contemple, au lever du soleil, du haut de la colline où s'élève Corneto avec ses majestueuses tours antiques, la vallée qui s'étend au bas et au milieu de laquelle coule le fleuve *Larte*, aujourd'hui *Marta*, sur les bords duquel on voit encore se dresser à une assez grande hauteur les ruines de la royale Tarquinies, et le visiteur ne pourra pas ne pas être frappé d'admiration. Si arrachant ses regards de ce majestueux spectacle, ce même visiteur vient à porter son attention sur l'étendue et la fertilité sans pareille de cette vallée, il sera tenté, sans doute, de se demander si, spectacle merveilleux ! il ne va pas voir, quelque jour, un nouveau Tagès s'élancer d'une motte de terre au contact du soc du fameux laboureur ! Tagès qui choisit ces belles contrées tyrrhéniennes pour s'y faire le père et l'instituteur de la vie agricole, puis, qui, embrassant tout, y joignit la culture des arts et celle des sciences ! Mythe étrange ou allégorie réelle, mais qui seule nous est restée de ces premiers temps, conservée par l'érudition romaine comme pour nous faire mieux comprendre la beauté et la fertilité de la campagne tarquinienne et la grandeur de cette génération d'hommes élevés avec de tels principes de sagesse et de science. Ces restes d'ouvrages gigantesques si hardis ne sont-ils pas encore aujourd'hui debout pour attester à nos yeux surpris l'énergie et la puissance tarquinienne !

A mon très grand regret, il ne m'est pas possible de répondre à vos intéressantes questions avec toute la précision et l'érudition dont j'aurais aimé à pouvoir faire preuve. En effet, si je me reporte aux temps anciens, qui m'apparaissent enveloppés de leurs mensongères ténèbres, c'est à peine si j'y puis découvrir quelques points de lumière. Si je me reporte vers une époque moins obscure et que je pourrais appeler historique, peu de lumière encore en ressort pour moi, parce que les Grecs plus que les Romains, sans doute par envie, se sont occupés de cette province. Si j'arrive enfin aux temps modernes, nos archives brûlées ou perdues, les documents me font également défaut. La tradition qui pourrait y suppléer ne m'est guère d'un secours plus grand, car les générations qui nous ont précédé ne se sont que peu occupées des fastes de cette terre native. Je ne pourrai donc ajouter que bien peu de chose à ce que j'ai dit déjà dans un petit travail connu de vous et que j'ai publié sous un nom d'emprunt en juin 1857 et dans un autre écrit qui date du mois de mai 1864.

Dans ces mémoires, laissant de côté parce que cela excédait ma compétence, la recherche et l'appréciation des principes constitutifs de cette eau minérale ainsi que les effets multiples dont elle jouit en thérapeutique, je m'attachais à y relever la très courte partie historique établie d'après les documents matériels, qui venaient alors d'être mis en lumière, et d'après les souvenirs restreints qui nous sont restés de la sage antiquité étrusque, concernant les eaux minérales médicinales. Actuellement, je suis heureux de pouvoir dire sûrement que, quelques années après la publication de mon petit travail, les fouilles, pratiquées à l'entour de la source, venaient établir la validité des premières hypothèses que j'avais formées. Ces suppositions se trouvèrent validées par la découverte des piscines restées jusque-là invisibles, construites en style antique et formées de blocs carrés. En dernier lieu, vous avez encore donné raison à mes suppositions en suivant à la trace la direction du puits depuis l'orifice jusqu'au fond, où l'eau sourd en filets, attendu que le style différent des ouvrages fait bien voir, comme je l'avais justement conjecturé, que, à tous les âges, cette eau fut en estime et en usage. L'indice le plus flagrant fut dans ces pierres grandes, polies et travaillées, étroitement unies entre elles et qui formaient le fond, de telle sorte qu'elles présentaient un bassin légèrement concave. C'était visiblement là un travail des antiques Toscans, la chose parlait d'elle-même. Et vous l'avez conservé tel ; et vous l'avez restauré en rehaussant l'ouvrage de manière à mieux capter la source afin que l'eau ne se perdît plus, comme il arrivait auparavant. En même temps vous faisiez mieux connaître la disposition des piscines.

En entreprenant ces travaux, vous vous êtes assuré un titre éclatant à l'approbation et à la gratitude de tous les habitants de cette ville. Vous avez surtout acquis un droit tout spécial à ma reconnaissance, car, comme vous le savez, ce fut moi, qui, après trois siècles, reconnus le premier la source et pris la parole, ne possédant rien de plus puissant à mettre à son service, pour qu'on l'arrachât à l'oubli et à la déchéance presque totale dans lesquels elle était tombée. J'eus raison, puisque cette eau avait effectué sous mes yeux des soulagements et des guérisons surprenantes. Mieux captée et mieux conservée, grâce aussi à la providence du Dieu tout-puissant qui, dans sa bonté, a daigné nous donner ce remède élaboré par notre souveraine maîtresse, la nature, on peut espérer qu'elle rendra des services plus signalés encore dans le monde entier, mais d'une manière spéciale, dans cette terre qui est mon pays natal.

Tout ce que j'avance est confirmé par les diverses analyses de l'eau minérale faite à l'Ecole impériale des mines et à l'Académie impériale de médecine de Paris (une des gloires de la France) et par celle que M. le docteur Ossian Henry, membre de cette Académie, a faite en dernier lieu. A l'appui de mon dire je pourrais encore invoquer l'article scientifique savant, publié par un médecin français qui a voulu conserver l'anonyme dans le numéro du journal le *Monde thermal*, du 28 mai 1868. Par cet article chacun peut bien voir quelle est la composition de notre eau et quelle est sa valeur médicinale. Il apprendra encore les heureux résultats qu'on peut espérer de son usage quand celui-ci est dirigé d'après les enseignements d'une thérapeutique sage et expérimentée. De sorte que ce serait véritablement peine perdue de ma part que de vouloir ajouter quelque chose à cette question désormais élucidée autant qu'elle peut l'être.

Tout ce que je puis faire, c'est de me laisser aller à dire tout ce que je vais m'imaginant de beau et de délicieux, outre ce que j'ai déjà signalé plus haut pour l'époque où vous aurez mis à exécution, près de notre source minérale, les projets si heureusement conçus par l'honorable société française Tabut, Glettly et Cie, que vous représentez ici avec tant d'avantages et de distinction. Alors, le visiteur, inspiré par les souvenirs dont ce célèbre sol étrusque est rempli, embrassant du regard la hauteur où était située Tarquinies, la cité sacerdotale et la nécropole qui lui correspond, pourra, par la pensée, remonter à plus de trente siècles dans le passé pendant lesquels on la vit s'étendre par les travaux des peuples venus d'outre-mer : Les Phéniciens, d'abord, avec leur religion, leurs mœurs tout orientales ; puis, aussi les Egyptiens, pour une partie. Après eux, et en remontant la succession des âges, l'esprit se rappellera le rapide essor de grandeur qu'imprima à cette ville l'immigration d'autres peuples qui vinrent apporter, et comme transfuser dans les robustes et généreuses poitrines des indigènes, le véritable génie de l'agriculture et de la navigation. C'est là ce qu'attestent les grandes poupes de vaisseaux armés de rames, le grand et robuste Taureau, le Cheval généreux, et tous ces emblêmes, enfin, gravés avec plus ou moins de talent sur les médailles et sur les monnaies que nous n'avons pas encore cessé de retrouver dans notre sol qui appartient à l'histoire.

Cet examen achevé, les étrangers pourront encore tourner leur attention vers les peintures de la nécropole ou sur la sculpture faite sur la pierre indigène. Ils trouveront inscrit là l'esprit national et civil de nos ancêtres. Ils y liront l'histoire des différents ordres du sacerdoce, et, parmi ces ordres de celui qui peut nous intéresser le plus dans ce travail, de l'aquilége, qui exerçait l'office sacré de découvrir, de recueillir et de sauvegarder les eaux qui pouvaient être utiles à la santé publique. Enfin, ce qu'il reste des objets d'art encore visibles, et, si la fortune nous seconde, tous ceux que nous ignorons encore, mis à découvert, tout cela viendra prouver jusqu'à l'évidence à nos visiteurs que, dans ce lieu plus qu'en tout autre, les arts toscans furent estimés et fleurirent. Mais au plaisir qu'ils prendront à ces nobles souvenirs sur l'origine et le progrès de la grande cité lucumonique, viendra se mêler le regret de sa ruine, qui commença avec son assujettissement à la domination romaine. Les regrets provoqués chez eux par cette ruine augmenteront encore lorsqu'ils réfléchiront qu'il n'est pas même possible d'établir sûrement à quelle époque et par quelles mains barbares elle fut consommée. Ce que l'on sait, c'est qu'elle fut le fait de ces hordes barbares qui passèrent et jetèrent la désolation dans cette province ainsi que dans le reste de l'Italie. Mais sont-ce les Goths, qui l'opprimèrent à leur première invasion (Ve siècle de l'ère chrétienne 476) ? C'est là, pour moi, l'opinion la plus probable.

Au contraire, faut-il accuser comme on le fait encore Bélisaire et Narsès, qui auraient ruiné cette ville en voulant la reprendre des mains de ces premiers barbares, supposé qu'ils l'eussent épargnée ? Ou, enfin, faut-il rejeter un tel acte sur les Lombards et sur les autres barbares qui mirent successivement cette contrée à feu et à sang? Si on ne peut dire lesquels de ces hommes se sont rendus coupables de cette destruction, les ruines encore visibles sont toujours là, du moins, pour témoigner de leur passage.

De ces tristes et pourtant précieux événements, peut-être résultera-t-il un jour que notre chère Corneto deviendra la légitime héritière de Tarquinies et continuera sa fortune. A elle incombera le soin et le devoir glorieux de poursuivre et de régénérer le goût de l'agriculture et des arts antiques, comme tentèrent déjà de le faire nos excellents ancêtres du moyen-âge, actifs et courageux, bien que leur tentative n'ait pas eu une longue durée. De la sorte, votre grande nation aura encore donné ici une féconde impulsion de philanthropie et de gloire, dont vous aurez bien raison d'être fier.

Je fais donc des vœux pour que tous ces projets se réalisent. Je termine ici cet entretien, heureux d'avoir concouru dans la mesure de mon pouvoir, à l'accomplissement de vos intéressantes recherches.

Dominico-Canto Sensi,

Premier vicaire-général, membre de l'Institut de correspondance archéologique.

Corneto, décembre 1868.

II

PARTIE SCIENTIFIQUE ET MÉDICALE

Division du travail.

Quand il s'agit de faire prendre rang à une eau minérale naturelle dans le domaine de la thérapeutique, un triple problème se présente à résoudre.

Il faut :

1o Reconnaître les propriétés physiques et la constitution chimique de l'eau en expérience ;

2o Déterminer son action physiologique, sur l'homme sain ;

3o Etablir son action thérapeutique.

Ces recherches diverses, nécessitant des observations multiples et variées, ne peuvent, le plus souvent, être conduites à bonne fin que par des savants spéciaux et appartenant à des branches diverses de la science.

Le chimiste a, d'abord, à reconnaître les propriétés physiques de l'eau à analyser ; puis il en détermine exactement la composition élémentaire, qualitative et quantitative. Si rigoureuse que soit cette analyse, et si perfectionnés que soient les procédés de recherches que la chimie moderne met actuellement en œuvre on ne peut cependant assurer que les résultats, décelés par ces manipulations, et les combinaisons, reconstituées à l'aide du calcul, représenteront identiquement le mode d'agrégation chimique sous lequel se présentaient les principes minéralisateurs dans l'eau naturelle normale.

Si les chiffres révélés par l'analyse, comme indiquant absolument la proportion de chaque élément minéralisateur pour une quantité d'eau déterminée, sont certains, il n'est pas moins vrai qu'on est presque fondé à conserver quelque doute à propos du mode de combinaison pour former des sels qui leur est assigné. Certainement on peut tenir ce résultat très probable comme représentant la vérité; mais on ne peut nier, cependant, que certaines eaux minérales, pourtant fort actives, n'aient donné à l'analyse chimique que des résultats à peu près insignifiants. C'est ce qui a fait dire à certains médecins que l'étude d'une eau minérale par la chimie était, par rapport à la constitution originelle de cette eau même, ce qu'est l'étude d'un cadavre par rapport à un corps doué de vie. Dans les deux cas, l'observateur saisit bien les principes constituants; mais une chose plus subtile lui échappe, qui, pourtant, paraît jouer le rôle principal.

Le physiologiste a donc à combler par ses expériences cette lacune laissée très involontairement par le chimiste. Il expérimente sur l'être vivant avec l'eau minérale naturelle complète telle que la donne la source.

Les résultats signalés par la chimie guident d'abord le physiologiste en lui indiquant dans quel sens il doit de préférence conduire ses investigations. L'expérience et les observations précédemment acquises permettent de se livrer d'emblée à un certain nombre de présomptions qu'il s'agit de vérifier. Mais ce n'est qu'à la suite d'expérimentations nombreuses et variées, faites avec des doses d'eau minérale diverses et suivant des modes différents sur l'homme sain et sur l'homme malade, que le physiologiste peut définitivement établir quelle est, sur nos organes, la véritable action d'une eau minérale déterminée.

Le médecin vient en dernier lieu. Les divers points qui précèdent, soigneusement établis, il reste à celui-ci à faire bénéficier la thérapeutique des connaissances qu'on vient d'acquérir sur les propriétés de l'eau en étude. L'expérimentation clinique en fera la preuve. Cette dernière partie du problème n'est certainement, ni la moins difficile ni la moins délicate, car de toutes les branches de la science, la thérapeutique est peut-être celle qui est le plus dénuée de données assurées et positives, et, par suite, celle dont les applications sont le moins rigoureuses et le moins certaines.

Les diverses recherches que nous venons d'indiquer ont été entreprises dès longtemps déjà et à différentes époques à propos de l'eau minérale de Corneto. Nous allons donc, maintenant, les exposer avec détails.

Propriétés physiques et composition chimique

DE L'EAU MINÉRALE DE CORNETO

De nombreux travaux d'analyse chimique ont été faits sur l'eau minérale de Corneto. Les immenses progrès qu'a faits la chimie depuis le commencement de ce siècle, et l'extrême expérience que les savants ont acquise, durant ce même temps, dans les recherches d'hydrologie médicale, nous font un devoir de nous en tenir aux travaux d'analyse qui ont été effectués sur l'eau de Corneto, pendant ces dernières années Nous ne nous occuperons donc ici que des recherches qui ont valu à cette eau minérale l'autorisation d'importation et d'exploitation en France, comme produit médicamenteux d'utilité publique.

Propriétés physiques et organoleptiques de l'eau de Corneto.

L'eau minérale de Corneto est d'une clarté et d'une limpidité parfaites. Si, en agitant les vases qui la contiennent, on met en suspension de très légers flocons d'une matière grisâtre et ocracée, ce ne sont pas là des impuretés contenues dans l'eau, mais bien une très petite partie des sels qui la minéralisent. Nous aurons bientôt, d'ailleurs, l'occasion de revenir sur la nature de ces légers flocons et d'insister sur leur mode de formation et sur leur utilité au point de vue médical.

La saveur de l'eau est salée et légèrement amarescente. Elle rappelle assez bien l'impression que donne au goût l'eau contenue dans les valves des huîtres fraîches.

Elle est inodore. Si par exception, quelques bouteilles conservées pendant un certain temps ont présenté une odeur faiblement hépatique et très éphémère, cette odeur est due à la sulfuration secondaire de quelques sulfates.

La température de l'eau minérale, à la source, est de 18 degrés centigrades,

Sa densité, pesée à l'aéromètre de Gay-Lussac, et par une température de 15 degrés centigrades, est de 1048.

Composition chimique.

Plusieurs analyses chimiques de l'eau minérale de Corneto avaient été faites par des chimistes italiens de Rome et de Turin. Malgré cela, quatre analyses nouvelles de cette même eau médicinale ont été demandées, depuis l'année 1862, à des chimistes de Paris. Toutes ces recherches, entreprises à des époques successives, ont donné des résultats à peu près identiques. Comme elles ont porté sur des échantillons d'eau minérale transportée, échantillons puisés, du reste, avec toutes les précautions et les garanties requises par la loi en pareils cas, ces résultats montrent d'abord que l'eau de Corneto ne subit aucune altération par le transport, et, en second lieu, que l'eau que débite la source n'éprouve, dans sa constitution, ni modification accidentelles, ni modifications saisonnières.

Les deux premières de ces analyses ont été faites au laboratoire des essais de l'Ecole impériale des mines de Paris, par l'ingénieur chimiste chargé des essais, M. L. Moissenet.

La première de ces entreprises est du 6 mai 1862(laboratoire n° 3852).

La seconde, entreprise en octobre 1864 (laboratoire n° 4190), a permis de tracer le tableau suivant de la composition chimique de l'eau minérale naturelle de Corneto. Nous nous bornons à reproduire ce tableau extrait du rapport dressé à l'Ecole impériale des mines de Paris.

Pour un litre d'eau de Corneto.

	grammes
Acide carbonique libre et des bi-carbonates .	0,077
Acide carbonique des carbonates.	0,229
Acide sulfurique.	1,094
Acide chlorhydrique.	8,361
Acide phosphorique.	traces
Acide silicique	traces
Alumine	traces
Peroxyde de fer.	0,017
Chaux.	0,421
Magnésie	0,072
Potasse	traces
Soude.	8,043
Iode	0,043
Brôme.	traces sensibles.
TOTAL. . . .	18,359

L'eau de Corneto a été ensuite l'objet d'une nouvelle analyse faite à l'Académie impériale de médecine de Paris dans le laboratoire de M. Bouis, le directeur distingué des travaux chimiques de cette savante Compagnie. C'est à la suite de cette analyse et du rapport auquel elle a donné lieu dans la séance du 20 août 1867 que l'usage médical de l'eau de Corneto a été définitivement approuvé en

France, et que son importation a été autorisée par décision de S. Exc. M. le ministre de l'agriculture, du commerce et des travaux publics en date du 11 septembre 1867.

Malheureusement, comme l'Académie impériale de médecine ne livre pas à la publicité le résultat de ses recherches, nous avons dû demander à l'un des chimistes les plus versés en hydrologie médicale et dont le nom fait entièrement autorité dans cette branche de la science un tableau plus détaillé des propriétés physiques et de la composition chimique de l'eau minérale de Corneto. C'est ce tableau tracé avec le savoir profond qui caractérise M. Ossian Henry, membre de l'Académie impériale de médecine, professeur honoraire de l'Ecole supérieure de pharmacie de Paris, etc., que nous allons reproduire *in extenso.*

ANALYSE CHIMIQUE DE L'EAU NATURELLE DE CORNETO, PAR M. OSSIAN HENRY.

« L'eau, d'une limpidité parfaite, n'offrait que quelques flocons bien légers de matière grisâtre et ocracée [1] déposés au fond des vases et mis en suspension à la moindre agitation. Elle n'exhalait aucune odeur ; seulement, au bout d'un peu de temps, quelques bouteilles ont présenté

[1] Quelquefois les bouteilles, après un certain temps, laissent apercevoir sur les parois une couche légère ocracée, c'est un fait que l'on remarque pour la plupart des eaux ferrugineuses conservées ou exposées à la lumière. Le buveur doit agiter le liquide avant de le boire afin de mettre en suspension dans l'eau cette partie ferrugineuse importante comme agent médical.

une odeur sulfureuse très éphémère due à la sulfuration secondaire de quelques sulfates.

« On ne remarque, dans l'eau exposée à l'air, aucun dégagement gazeux spontané ; mais cet effet devient sensible par l'ébullition, et il se produit en même temps un léger dépôt de carbonates terreux et de sesquioxyde de fer.

« La saveur de l'eau est salée et un peu amarescente. Exposée sur une lame de verre à une évaporation spontanée complète, on aperçoit alors des cristaux cubiques très nets et d'autres prismatiques bien formés.

« Enfin, par les réactifs, et par des essais qualificatifs préliminaires, on a trouvé l'existence dans cette eau minérale de quelques *carbonates terreux associés* à de l'*acide carbonique*, de beaucoup de *chlorures*, et de *sulfates*, de la *soude*, de la *potasse*, du *fer*, du *manganèse*, de la *chaux*, de *magnésie*, de *phosphates*, de *silicates*, d'*iodures* et de *bromures* [1], et enfin d'un peu d'*arsenic* [2] dans des dépôts faits à part.

1 « Dans des résidus de l'évaporation ménagée de l'eau de Corneto ou dans des dépôts faits à la source même, nous avons obtenu la présence fort nette de l'*iode* et du *brôme* en mettant le résidu isolé *ad hoc* avec une solution récente d'amidon et de l'éther sulfurique, puis ajoutant du chlore avec soin. La solution d'amidon a fortement *bleui* et l'éther s'est coloré en *jaune* assez fortement. Aussi on a dosé dans les dépôts d'argent. »

2 « Une assez grande quantité d'eau fut mêlée a la source d'un excès de chaux vive *pure*. Après une longue agitation à l'air, le dépôt me fut expédié. J'ai enlevé progressivement l'excès de chaux pure par l'acide azotique *pur*. Le résidu ferrugineux ocracé fut dissous dans l'acide sulfurique *pur*, puis la solution fut ajoutée dans un appareil à gaz hydrogène. Le gaz reçu dans de l'acide azotique pur laissa, après l'évaporation à sec, un peu d'*acide arsénique* très caractérisé par son odeur alliacée sur les charbons et la production d'arséniate d'argent rouge brique. »

» Les divers éléments minéralisateurs obtenus à part, soit directement, soit indirectement, ont été rapportés par le calcul à un poids d'eau minérale de 1000 grammes, puis groupés dans l'ordre suivant par suite de considérations théoriques ou par le fait même des essais ; savoir :

EAU DE CORNETO, POIDS 1,000 GRAMMES, SUPPOSÉE AU GRIFFON

Analyse.

		gr millig.
Chlorures...	Chlorure de sodium	14.930
	id. de potassium................	0.700
	id. de magnésium.............	0.031
	id. de calcium...........	0.490
Sulfates....	Sulfate calculé anhydre de chaux..	0.102
	id. id. de soude	1.919
	id. id. de magnésie..	0.110
Bi-carbonates	Bi-carbonate de soude................	0.040
	id. de chaux................	0.076
	id. de magnésie	0.030
Phosphate ..	Phosphate alcalin ou alumineux, évalué.	0.016
Silicate	Silicate id.	0.070
Iodure	Iodure id.	0.028
Bromure .'..	Bromure id. évalué	0.008
	Sesquioxyde de fer / Oxyde de manganèse } en chlorures	0.018
	Arsenic associé au fer, traces très-sensibles..................................	0.000
	Matière organique ulmique, peu, non appréciée..........................	0.000
	Ammoniaque ?.......................	0.000
Principes minéralisateurs de l'eau minérale de Corneto.		
	Total pour un litre..................	18.568

Maintenant, si on vient à comparer, tableau à tableau, et par le calcul fait suivant les lois qui président à la combinaison des acides et des bases entre eux pour la formation des sels, les chiffres obtenus dans les analyses de M. l'ingénieur Moissenet avec ceux de l'analyse de M. Ossian Henry, on trouve que les résultats indiqués par les deux savants chimistes sont sensiblement identiques.

Si pourtant, usant de rigueur, on voulait faire remarquer qu'il y a entre les deux sommes de ces analyses un écart fort minime et, par suite, complétement insignifiant, nous montrerions à notre tour que la cause de cette très légère différence est facile à indiquer.

En effet, M. l'ingénieur Moissenet ne s'est occupé de doser ni le phosphate alcalin ou alumineux évalué à 0 gr. 0,16 par M. Ossian Henry, ni les silicates, ni les bromures, ni le manganèse. Le chimiste distingué de l'École des mines s'est borné seulement à indiquer la présence de ces corps, par les mots « traces sensibles » sans formuler leur quantité en poids. Tandis que M. Ossian Henry, qui s'est attaché à évaluer en poids la proportion de chacune de ces mêmes substances devait rigoureusement trouver un chiffre un peu plus élevé. C'est ce qui a eu lieu. Ce résultat est logique, il est normal, et loin de laisser un doute sur la valeur rigoureuse des recherches chimiques effectuées, il confirme, au contraire, leur concordance et leur exactitude.

Examen de la minéralisation de l'eau de Corneto comparativement à celle que présentent les principales eaux minérales de la même classe les plus réputées en Europe.

C'est bien ici la place d'établir cet examen comparatif. Mais pour le faire avec fruit, il faut, pour l'instant, que nous anticipions sur quelques-unes des connaissances que nous ne devons présenter que plus loin, dans les parties de ce volume consacrées à l'étude de l'action physiologique et de l'action thérapeutique de l'eau minérale de Corneto.

Dès à présent, nous devons donc énumérer très sommairement les substances qui donnent de la valeur à une eau chlorurée sodique forte pour les indications thérapeutiques auxquelles elle convient et contre lesquelles on l'emploie. Ces substances sont, avant tout, les chlorures, et principalement le chlorure de sodium, les iodures, les bromures, le fer, l'arsenic, le manganèse, et, dans de certaines limites, les bicarbonates et les phosphates alcalins. Nous allons comparer, corps à corps, les proportions de chacune de ces substances qui entrent dans la minéralisation de l'eau naturelle de Corneto avec celles que présentent les autres sources de la même classe les plus connues d'Europe.

Pour les chlorures, les différences offertes par les diverses eaux de la même classe sont si grandes qu'on s'est vu contraint de catégoriser ces sources en deux groupes : 1° eaux chlorurées *faibles*, contenant toutes les eaux dont la proportion des chlorures ne s'élève pas au-dessus de deux grammes par litre; 2° le groupe des eaux chlorurées *fortes* comprenant toutes celles qui dépassent ce chiffre.

L'utilité de cette distinction est évidente, et son importance se trouve parfaitement mise en lumière par le passage suivant que nous empruntons au *Dictionnaire général des eaux minérales* de MM. Durand-Fardel, Le Bret et J. Lefort :

« La proportion des chlorures est très importante à considérer. Les eaux chlorurées présentent en effet les différences les plus grandes à ce point de vue : elles offrent les exemples des eaux les plus minéralisées qui existent (*Hammam Melouane* 30 gr.; *Nauheim*, 17 gr.;

Hombourg, 16 gr., etc.)[1] et des moins minéralisées que la classification puisse admettre (*Luxeuil*, 1 gr. 1; *Bourbon-Lancy*, 1 gr. 7; *Wildbad*, 0 gr. 2; etc.) On comprend que des conditions aussi opposées ne puissent être négligées. A mesure que l'on descend dans le degré de la minéralisation, il est évident que les caractères thérapeutiques attachés à la qualité de chlorurées-sodiques doivent s'affaiblir : il en est effectivement ainsi, et les eaux chlorurées sodiques faiblement minéralisées se rapprochent beaucoup plus, dans leurs applications, des eaux faiblement minéralisées des autres classes, que des eaux fortement minéralisées de leur propre classe [2]. »

Sous le rapport de sa richesse en chlorure, l'eau minérale de Corneto est donc une chlorurée forte, et nous verrons bientôt qu'elle est incontestablement une des plus riches de celles que l'on puisse livrer à l'exportation pour être consommées à la fois en boisson et en applications externes.

Nous ne voulons pas dire par là qu'il n'existe pas d'autres eaux minérales naturelles infiniment plus fournies en chlorures; nous n'ignorons pas qu'il y a des eaux dont la minéralisation en chlorures est beaucoup plus élevée, comme la source d'Arbonne, en Savoie, qui contiendrait 280 gr. par litre, Salies de Béarn, 255 gr. Salins (Jura), 29 gr. 99, Nauheim (Hesse-Électorale) source

1 On verra plus loin que quelques sources, à la vérité fort peu nombreuses, présentent une richesse en chlorures bien plus élevée encore.

(*Note de l'auteur*).

2 *Dict. des Eaux min.*, art. eaux chlor. sodiques, p. 444, vol. I.

Friedrich-Wilhelm, 40 gr. 3, etc. Mais ce que nous tenons à faire remarquer, c'est que ces eaux fort salées, et souvent rendues horriblement amères par la grande porportion de sels de magnésie qu'elles contiennent, ne peuvent convenir en aucune façon à la boisson à l'état pur. On ne les emploie qu'en bains. Pour les boire, on est réduit à les couper et à déguiser leur saveur en les atténuant par différents mélanges sans être jamais assuré qu'on n'a pas altéré leurs qualités en les soumettant à ces diverses manipulations.

Ce qui constitue donc le grand avantage de l'eau de Corneto, c'est qu'elle peut être aisément prise pure en boisson et que l'estomac, même le plus susceptible, la supporte toujours très facilement. Cet avantage est considérable, parce que de toutes les eaux chlorurées sodiques qui peuvent convenir *pures* pour l'usage interne, l'eau de Corneto est certainement celle dont la minéralisation est la plus riche. Pour atteindre, par la boisson et sans mélange à une minéralisation plus élevée, il faudrait passer aux eaux de Nauheim, source Grosser-Sprudel, 28 gr. 4 par litre, Salins (Jura) 29 gr. 9, Salies (Haute-Garonne) 34 gr. 0,55, et alors la saveur devient véritablement repoussante, en même temps que l'eau minérale est difficilement supportée par l'estomac. Il résulte donc de ceci que les eaux chlorurées excessivement fortes ne peuvent, ainsi que les eaux mères, être employées que pour l'usage externe et les bains, et qu'elles ne conviennent en aucune façon pour l'usage interne. Tandis que, au contraire, les eaux chlorurées sodiques fortes mais dont la minéralisation conserve encore des proportions moyennes, représentent, employées en boisson, une médication fort active tout en présentant cet autre avantage de pouvoir être encore utilisées fructueusement pour l'usage externe.

Comme le groupe des eaux chlorurées sodiques fortes employées par l'hydrologie médicale est très considérable et qu'il serait trop long de reproduire ici une comparaison détaillée de chacune de ces eaux avec l'eau minérale de Corneto, nous avons préféré réunir, dans un tableau synoptique, l'indication de la richesse des sels des principales sources d'Europe. Le lecteur pourra d'un seul coup-d'œil effectuer cette comparaison. En regard de chaque chiffre il trouvera le nom de l'auteur qui a fait l'analyse.

TABLEAU DE LA MINÉRALISATION DES PRINCIPALES SOURCES CHLORURÉES SODIQUES.

NOMS DE SOURCES	QUANTITÉ de sels contenus dans un litre d'eau	AUTEURS DES ANALYSES
	Gr.	
Arbonne (Savoie)...........	280	?
Salies de Béarn......	255.00	O. Henry, père et fils, et O. Réveil.
Salins (Jura)...............	29.990	Dumas, Pelouze.
Nauheim (Hesse électorale)..		
Id. Friedrich-Wilhem.	40.3	Chatin
Id. Grosser-Sprudel...	28.4	
Salies (Haute-Garonne)......	24.065	Filhol.
CORNETO (Etats-Romain).....	**18.568**	O. Henry.
Hombourg (Hesse)..........	16.985	Liebig.
Soden.....................	15.691	Figuier et Mialhe.
Wildegg (Suisse)...........	14.377	Faure.
Kreuznach (Prusse).........	12.481	Liebig.
Ischia (Sicile).............	10.419	Lancelotti.
Balaruc............	9.080	Ch. de Serres et Figuier.
Kissingen (Bavière).........	8.554	Liebig.
Bourbonne-les-Bains........	7.546	Mialhe et Figuier.
Saint-Nectaire.............	7.01	Nivet.
La Bourboule..............	6.669	Lecoq.
Bourbon l'Archambault......	4.357	O. Henry.
Baden-Baden..............	3.000	Kœlreuter.
Bourbon-Lancy (Saône-et-Loire)	1.751	Berthier.
Luxeuil..................	1.113	Braconnot.
Néris....................	1.110	Berthier.
Wildbad (Wurtemberg).....	0.594	
Gastein (Autriche)..........	0.341	Helfft.

Mieux qu'une longue dissertation, la lecture de ce tableau fait nettement voir la justesse de l'opinion que nous énoncions à propos de l'heureuse constitution de l'eau naturelle de Corneto, employée comme médicament à l'intérieur.

Et qu'on ne croie pas que ce tableau que nous venons de présenter ait été établi par nous à loisir, et en prenant le soin de n'y faire figurer que les sources qui pouvaient servir à la démonstration de notre thèse. Ce tableau, il nous le faut déclarer, n'est pas de nous ; il a été dressé par les soins de MM. O. Reveil et Ossian Henry fils, et nous nous sommes borné à l'emprunter en grande partie à l'excellente monographie que M. le docteur de Coustalé de Larroque a écrite sur les eaux de Salies de Béarn, et dans laquelle ce médecin distingué s'occupe exclusivement des eaux chlorurées sodiques très fortes, si fortes même qu'on pourrait les tenir pour des eaux mères [1]. L'intention que poursuivait M. le docteur de Coustalé de Larroque n'était donc pas la même que celle qui nous occupe en ce moment ; en conséquence, il n'y aurait lieu, en aucune façon, de nous accuser de partialité ou de complaisance.

Mais si les chlorures sont les agents thérapeutiques qui ont le rôle prépondérant dans l'action des eaux chlorurées sodiques, ils ne sont pourtant pas seuls à la faire naître. Ils sont puissamment secondés en cela par d'autres agents qui, bien que contenus à dose plus petite, n'en sont pas moins actifs. Nous allons étendre notre examen comparatif à ces derniers.

Nous avons encore cité au nombre des substances qui contribuaient puissamment à augmenter l'activité thérapeutique des eaux minérales qui les contenaient l'iode,

[1] Dr de Coustalé de Larroque, *Etude historique et clinique des eaux minérales de Salies de Béarn*, vol. in-8°, édit. de 1865, p. 24.

le brome, le fer, l'arsenic et le manganèse. Quand nous nous occuperons de l'action physiologique et de l'usage médical de l'eau de Corneto, nous aurons l'occasion de nous étendre longuement sur l'action propre de chacun de ces corps qui représente à lui seul un des médicaments les plus actifs de la matière médicale. Nous ne voulons pas insister, dès à présent sur cette heureuse coïncidence qui fait qu'une même eau minérale contient du même coup réunis tous les agents qu'un médecin expérimenté grouperait dans une même ordonnance s'il avait à formuler un traitement complet pour l'une des maladies auxquelles s'adresse, le plus souvent, l'usage de l'eau de Corneto. Ce que nous voulons pour l'instant, c'est comparer la constitution chimique de l'eau minérale de Corneto avec celle d'autres eaux minérales de même classe ; et c'est à cet examen que nous devons uniquement nous en tenir.

L'iode, médicament infiniment précieux, est loin de figurer dans l'analyse de toutes les sources naturelles chlorurées sodiques. Au contraire, la proportion dans laquelle ce métalloïde se présente dans l'eau minérale de Corneto mérite un véritable intérêt. M. l'ingénieur Moissenet, dans son analyse, a dosé la proportion de ce métalloïde au chiffre de 43 milligrammes. Il est vrai que dans sa courte analyse, M. Ossian Henry l'évalue seulement à 28 milligrammes par litre. Nous ne savons lequel de ces deux éminents chimistes a le plus approché de la proportion exacte. Mais en mettant les choses au pire, et en nous en tenant encore au chiffre le plus faible de 0,028 donné par l'analyse de M. Ossian Henry, nous restons en droit de dire que ce nombre est relativement considérable. En effet, si nôus établissons la comparaison, même avec une autre chlorurée sodique extrêmement forte, forte au point que *pure* elle ne convient que pour l'usage externe et qu'elle jouit d'une réputation méritée pour sa très riche minéralisation, si donc, sous le rapport de la richesse en iode, nous comparons l'eau de Corneto à celle de Salies de Béarn, qui contient la dose énorme de 255 grammes de chlorures par litre, nous trouvons que la minéralisation en iodure de cette dernière est à peu près identique à celle de Corneto. O. Reveil donne, comme proportion en iode, pour Salies de Béarn 0,028, et 0,033 pour l'iodure de sodium. Pour Cornet, nous le répétons, M. O. Henry a noté 0,028, et M. l'ingénieur Moissenet 0,043. Ces chiffres sont assez significatifs pour qu'ils puissent se passer de commentaires plus étendus.

Pourtant, que d'avantages ne trouverions-nous pas à pousser cette comparaison plus loin, surtout si au lieu d'aller porter la lutte jusqu'aux chlorurées sodiques les plus fortes, nous nous contentions d'étendre cette comparaison aux eaux qui, par le chiffre de leur minéralisation, se rapprochent le plus de celle de Corneto. Si nous prenions Hombourg, par exemple; Hombourg, qui figure immédiatement à côté de la source qui nous occupe dans le tableau des eaux chlorurées, nous verrions que la source du Kaiser, qui seule peut subir cette comparaison, sous le rapport des chlorures, n'a présenté ni iode, ni brôme aux analyses de MM. Liebig, Mialhe et Figuier, Fresenius, et que les autres sources de la même station, infiniment moins riches en chlorures (de 4 à 10 gr.), ne présentent encore que des brômures, mais nullement d'iodures. D'autres sources également célèbres, comme Salins (Jura), ne présentent pas davantage d'iode, et pour quelques-unes, comme Mondorf (Luxembourg), qui ne possèdent ce corps que dans une proportion très infinitésimale (Mondorf : iodures 0,000,095), on n'omet cependant pas de la signaler, dans le tableau des analyses, tant on est convaincu de l'activité de cet agent.

Les brômures, également fort utiles pour la thérapeutique, se montrent plus généralement répandus dans les eaux minérales chlorurées sodiques. Corneto qui les possède, associés aux iodures, n'a donc rien à envier aux autres sources sous ce rapport.

Le fer et le manganèse sont des médicaments dont l'usage est devenu si vulgaire entre les mains des médecins que nous n'avons pas à insister sur leur valeur thérapeutique. L'eau de Corneto en contient 18 milligrammes par litre. Cette quantité est véritablement à apprécier quand on songe que les eaux ferrugineuses de Spa n'en fournissent elles-mêmes que de 25 à 92 milligrammes par litre, suivant le degré de minéralisation des sources. Enfin, pour en finir avec cette comparaison, nous signalerons encore la présence de l'arsenic que M. Ossian Henry a trouvé associé au fer dans l'eau de Corneto. Or, on est en droit de dire que le fer et l'arsenic combinés représentent à eux deux le type de la médication tonique et reconstituante.

En résumé, de cet examen comparatif établi entre l'eau minérale de Corneto et les autres eaux chlorurées sodiques de l'Europe, on est en droit de conclure :

1° Que parmi les eaux chlorurées sodiques fortes dont l'usage à l'*état naturel* peut encore convenir pour la boisson, l'eau minérale de Corneto est celle qui, avec une saveur très facilement supportable, présente la plus grande proportion de chlorures;

2° Que sous le rapport de la proportion en iodures, cette même eau offre une richesse véritablement remarquable relativement à la minéralisation des eaux chlorurées sodiques;

3° Que la présence des brômures dans l'eau de Corneto, sa richesse en sels de fer et de manganèse, la présence de l'arsenic en font un médicament du degré d'activité duquel il n'est pas possible de douter, et dont les indications thérapeutiques se trouvent être fort nombreuses.

III

ACTION PHYSIOLOGIQUE.

Après que le chimiste a déterminé, à l'aide de ses réactifs, les caractères d'une eau minérale, vient l'œuvre plus délicate du physiologiste et du médecin. Le réactif par excellence de ces derniers est le corps humain, et ils ont à déduire de leurs expériences les données physiologiques et thérapeutiques.

Etablir l'action physiologique d'une eau minérale, ce n'est pas faire autre chose que de reconnaître la résultante des effets multiples, produits par les éléments constitutifs de cette eau, sur les fonctions de l'économie. Mais combien cette recherche ne présente-t-elle pas de difficultés ; combien aussi sa connaissance exacte n'est-elle pas nécessaire pour le médecin ! On ne peut donc admettre, comme paraissent le croire trop d'auteurs, qui ne donnent à l'action physiologique qu'une très courte mention dans leurs mémoires, que ce soit là une étude stérile et de pure curiosité. Si, en cette question, la lumière n'est pas faite sur tous les points, du moins peut-on avancer que l'expérimentation physiologique présente une série de notions dignes d'être enregistrées à côté des propriétés physico-chimiques des eaux, en attendant que de nouveaux progrès de la science permettent de fixer d'une façon plus positive la valeur réelle de ce contingent apporté à la thérapeutique.

L'eau minérale de Corneto agira différemment suivant qu'elle sera employée à l'intérieur, en boisson, ou à l'extérieur, sous forme de lotions, d'injections ou de bains locaux, etc. De même, à l'intérieur et en boisson, l'effet physiologique, et par suite thérapeutique, sera tout différent suivant le mode et la dose d'après lesquels l'eau minérale aura été bue. On conçoit donc facilement que pour pouvoir conseiller avec fruit l'usage médicinal de l'eau de Corneto, il soit nécessaire de bien connaître ces diverses modes d'action de l'eau sur l'organisme.

1° *Action de l'eau prise en boisson.*

Si l'on ne peut dire que l'eau de Corneto soit une boisson d'agrément, l'on ne peut davantage avancer qu'elle soit un breuvage qui inspire le dégoût. Sa saveur, nous l'avons déjà dit, est légèrement saline ; elle plaît du premier coup à un grand nombre de personnes ; et, dans le cas contraire, on s'y habitue, en général, fort promptement. Le goût salin ne se fait d'ordinaire sentir que quelques instants après qu'on a bu. Cette sensation reste toujours assez faible pour n'avoir rien de repoussant.

L'eau qui paraît modérément froide à boire à son premier contact avec la bouche et l'œsophage, donne bientôt une sensation de douce chaleur dans tout le tube digestif. La sécrétion des glandes salivaires est excitée, et, par suite, la salive arrive plus abondante à la bouche.

Quand l'eau minérale est parvenue dans l'estomac, on éprouve dans cette région une sensation de réfocillation.

Prise le matin à jeûn, à la dose de deux demi-verres, bus à dix minutes d'intervalle, l'eau de Corneto est promptement absorbée. Elle excite l'appétit, augmente les secrétions stomacale, pulmonaire, rénale et cutanée, sans agir d'une manière notable sur la secrétion, de la membrane muqueuse de l'intestin. A cette dose modérée, elle agit comme tonique sur le canal intestinal.

Prise à dose plus élevée, le matin et à jeun, par exemple à la dose de quatre demi-verres, un toutes les dix minutes, et pendant plusieurs jours de suite, l'eau de Corneto produit une stimulation générale. Son action sur les reins est plus prononcée, les urines, plus abondantes, contiennent une proportion plus considérable de chlorure de sodium et d'urée qu'avant l'usage des eaux. L'activité des fonctions intestinales est également augmentée : les selles deviennent plus faciles, plus régulières et contiennent une proportion de chlorure de sodium beaucoup plus grande qu'à l'état normal. Les phénomènes de stimulation ne se bornent pas là, et si, après l'ingestion de l'eau, les malades font de l'exercice, ils s'aperçoivent qu'ils sont très portés à la transpiration. Cette dernière recommandation, l'exercice, sera donc principalement bonne à faire lorsqu'on emploiera l'eau de Corneto à dose un peu élevée comme altérant de la constitution, car l'expérience démontre que plus la peau et les reins exercent leurs fonctions, moins se prononce l'effet dérivatif sur l'intestin. Mais il sera mieux encore, au lieu de forcer les doses le matin et à jeûn, de les fractionner en les espaçant en deux ou trois séances réparties dans le courant de la journée, autant que possible une heure ou deux avant le moment des repas.

Administrée à une dose plus élevée encore, par exemple à la dose de quatre ou six verres, d'une bouteille entière, prise le matin, en différentes fois et à un intervalle de dix minutes entre chaque verre, l'eau de Corneto agit, sinon à la manière d'un purgatif énergique, du moins comme laxative. Ce peut être là une autre de ses indications, et l'on pourra, en bien des cas, la prescrire dans ce but. Mais ce n'est que rarement que les médecins, en employant l'eau de Corneto, auront à chercher la purgation. Bien plus souvent ils viseront à l'effet altérant. A part quelques indications particulières, une purgation à peu près complète serait plutôt un inconvénient L'usage de l'eau de Corneto à cette dose ne peut donc être qu'un fait exceptionnel contre lequel il sera le plus souvent utile de prémunir les malades toujours trop désireux de voir un remède manifester son passage dans l'économie par des indices matériels.

Il n'est guère possible, on le conçoit, de fixer les doses, les mêmes pour tous, qui suffiraient à produire cet effet purgatif. On peut dire pourtant que la dose de trois verres d'eau, pris coup sur coup, amène, en général, un effet très légèrement laxatif. Quelques personnes en voudront quatre ou cinq. Les selles alors deviennent plus fréquentes et plus liquides ; une ou deux évacuations demi-molles surviennent généralement dans les trois heures qui suivent l'ingestion de l'eau. Si l'on a poussé jusqu'à la dose d'une bouteille ou même plus, l'effet produit se rapprochera davantage de la purgation.

Dans ce dernier cas, les principes minéralisateurs de l'eau minérale sont absorbés en moindre quantité. L'eau minérale excite la muqueuse intestinale, les matières évacuées sont très riches en chlorure de sodium; elle n'agit plus comme diurétique. La sécrétion rénale est peu augmentée et les proportions de chlorure de sodium et d'urée que renferme l'urine ne dépassent pas sensiblement les proportions normales. La sécrétion de la peau subit également la même atténuation.

En résumé, l'eau minérale de Corneto, prise *à faible dose*, agit plutôt comme tonique sur le canal intestinal. Si son action est longtemps continuée sous cette forme elle devient altérante de l'économie, et, par suite, reconstituante.

A dose élevée, elle devient, au contraire, réfractaire à l'absorption et détermine une action laxative. Enfin, comme l'a fait remarquer le professeur Trousseau, les eaux chlorurées sodiques, prises à dose purgative, agissent à la façon des purgatifs chauds.

Une dernière remarque reste à faire sur l'action purgative provoquée par l'eau de Corneto, lorsqu'elle est prise à haute dose. Cette remarque s'adresse, d'ailleurs, à toutes les eaux chlorurées sodiques employées suivant le même mode : c'est que si ces eaux bues froides ou refroidies et à dose peu élevée, ont une action purgative généralement, il est vrai, assez bornée, elle ne purgent plus, si, au contraire, elles constipent souvent lorsqu'on les fait prendre à une température qui se rapproche sensiblement de celle du sang. Peut-être faudrait-il conclure de ce fait que les eaux chlorurées sodiques purgent moins par suite de l'effet d'irritation produit sur l'intestin par les sels qu'elles contiennent, que par suite des mouvements péristaltiques de cet organe qu'elles déterminent bien plus activement lorsqu'elles sont froides.

M. le docteur Seeligmann qui a observé le même fait avec les eaux de Bade, tente de l'expliquer de la même manière. « L'eau prise à la température de la source, dit-il, augmente la chaleur animale, produit des hypérémies passagères de la membrane muqueuse gastro-intestinale, et rehausse la tonicité des organes de la digestion en modifiant leur innervation. Si, au contraire, l'eau est ingérée privée de son calorique, elle produit des anémies passagères de la membrane muqueuse gastro-intestinale, excite les mouvements péristaltiques de l'intestin et augmente les évacuations alvines. »

Donc, lorsqu'on veut administrer l'eau de Corneto à dose un peu élevée et à titre de médication altérante énergique, il est bon de fractionner les doses et de faire boire l'eau minérale à une température de 30 à 35 degrés centigrades qu'on lui communiquera en la chauffant doucement au bain-marie.

Administrée *à dose modérée*, et pendant plusieurs jours de suite, l'eau de Corneto produit une stimulation générale. Cette stimulation se fait tout d'abord sentir sur l'appareil digestif : l'appétit augmente, les digestions se font avec plus d'activité.

Mais toute l'économie ressent bientôt l'effet de cette stimulation : l'effort cardiaque augmente, le pouls gagne en fréquence et en plénitude, une certaine sensation de chaleur est ressentie à la peau. L'appareil respiratoire éprouve une semblable suractivité dans la même mesure ; cette stimulation ne suit pas une progression continue ; elle s'arrête par instants pour reparaître dans d'autres.

En même temps, l'énergie d'action des reins est également plus prononcée ; les urines, plus abondantes, contiennent, en outre, plus de chlorure de sodium et plus d'urée. Nous avons déjà établi plus haut que l'activité des fonctions intestinales était accrue et que les selles devenaient plus régulières et plus faciles. Un autre effet non moins important à noter, est l'énergie plus grande imprimée à la circulation veineuse qui a pour signe premier l'affaissement des organes abdominaux. Cette énergie imprimée à la circulation veineuse par les eaux chlorurées sodiques fortes, comme celles de Corneto ou de Hombourg, est telle qu'on la voit parfois provoquer la diminution de volume même de veines sous-cutanées qui affectaient auparavant une tendance variqueuse

Pendant que les digestions gagnent en facilité et en activité, l'assimilation est portée à un plus haut degré, et le sang, mieux doué de qualités nutritives et stimulantes, imprime une vigueur nouvelle à tous les systèmes de l'économie. L'activité fonctionnelle de la vie animale subit bientôt la stimulation qui est venue réveiller les organes de la vie végétative : on se montre plus sensible, plus communicatif, plus porté au mouvement ; l'esprit plus vif, se livre plus facilement à la méditation ou à l'étude.

Est-il utile d'indiquer que cette suractivité qu'éprouvent toutes les fonctions, auparavant languissantes, s'étend également aux fonctions menstruelles. Le flux cataménial augmente et se régularise chez la femme, quelquefois même, il s'exagère dans ses produits. Le flux hémorroïdal subit aussi une stimulation, chez les personnes des deux sexes.

En secondant par l'exercice et par un régime approprié l'action altérante que l'eau de Corneto fait subir aux fonctions plastiques qui représentent les phénomènes intimes de la nutrition, on peut amener le corps humain à un état analogue à celui qu'on observe à la suite des méthodes dites d'entraînement et que l'on obtient par la combinaison des purgatifs et de la gymnastique.

Après ces résultats généraux, déterminés dans l'organisme par l'ensemble des sels qui minéralisent l'eau de Corneto pris en masse, il ne sera peut-être pas sans intérêt de démembrer, en quelque sorte, par l'analyse cette action complexe, en examinant, d'après les données que fournit la thérapeutique générale, quel peut être le rôle de chaque élément minéralisateur de l'eau de Corneto pris en particulier, suivant la dose et le mode de combinaison sous lesquels il se présente dans l'analyse de ce liquide.

Nous serions peu tentés de parler de l'action de l'eau en elle-même, considérée comme combinaison d'oxygène et d'hydrogène, si, en général, on n'attachait pas une trop médiocre importance à l'action de ce liquide pris à une certaine dose et dans de certaines conditions. Sans vouloir lui accorder, dans la pratique de l'hydrologie médicale, toute la portée que lui reconnaît M. le docteur Seeligmann, nous croyons pourtant que son opinion ne manque pas de certains fondements ; c'est pourquoi nous nous laissons aller à la reproduire ici en partie :

«.... Elles ont une telle valeur, ces propriétés de l'eau, qu'à elles seules elles suffisent à expliquer l'efficacité d'une infinité de sources diversement minéralisées, dans les affections morbides d'un même genre. En effet, abstraction faite des principes fixes qui, dans les différentes sources, varient à l'infini, il leur reste à toutes un principe commun — l'eau... Outre que les phénomènes délicats d'oxydation et les réactions d'hydratation qui s'effectuent sans cesse dans les tissus organiques, en vertu de la fixation de certaines quantités d'eau, seraient impossibles sans ce liquide, il est non moins indispensable à la digestion et à la sanguification. L'eau entretient la tonicité des organes digestifs, baigne et pénètre la membrane muqueuse gastro-intestinale et active les fonctions des follicules intestinaux. Elle facilite la désagrégation des matières alimentaires et favorise leur assimilation en relevant le pouvoir absorbant des capillaires lymphatiques et veineux. C'est en ce sens que l'eau agit comme délayant. Elle étend la masse sanguine, et, en diminuant la plasticité du liquide nourricier, elle accélère la circulation dans les divers branches des systèmes artériels et veineux. L'eau, enfin, alimente tous les tissus organiques, et, sans elle, ni l'action musculaire ni l'action nerveuse ne sauraient se manifester. « La constitution organique des tissus, dit M. Feuerabend, est en raison directe de leur richesse en eau. »

Et plus loin le même auteur reprenant à un autre point de vue le rôle important que joue l'eau dans les phénomènes de chimie biologique qui s'exécutent au sein de nos organes, ajoute :

« L'impulsion que de grandes quantités d'eau impriment aux métamorphoses regressives qui s'accomplissent au sein des tissus, a été parfaitement établie par des expériences instituées à cet effet. Les expérimentateurs ont constaté dans leurs urines, non-seulement une augmentation notable de l'urée, produit azoté sous forme duquel les éléments organiques devenus impropres à la nutrition des tissus sont éliminés, mais encore une diminution de la quantité d'acide urique qu'elles renferment d'ordinaire. La cause en est que cet acide, au sein des organes, se transforme peu à peu en urée, produit plus riche en oxygène ; il arrive un moment où il disparaît complétement des urines. »

Mais nous nous sommes déjà laissé entraîner trop loin par ces citations sur le rôle considérable que joue l'eau dans les phénomènes intimes d'assimilation et de désassimilation. D'ailleurs, si l'influence qui revient à l'eau en tant que principe actif peut être assez importante dans l'action d'une eau minérale faiblement minéralisée comme l'est celle de Bade, il faut convenir que ces conditions ne sont plus exactement les mêmes quand il s'agit d'une eau à minéralisation élevée. En particulier, pour Corneto, il y a plus à chercher, croyons-nous, du côté de l'action de chacun des sels qui minéralisent ce produit naturel.

Ce qui domine, parmi les principes minéralisateurs de l'eau de Corneto, ce sont les chlorures, et, avant tout, le chlorure de sodium qui y figure à raison de 14 gr. 930 par litre, les autres chlorures de magnésium, de potassium et de calcium ne présentant entre eux qu'un total de 0,521.

Le chlorure de sodium étant le principe dominant, nous commencerons donc par lui. Ce sel est indispensable à l'homme ; il figure dans la composition de tous les tissus et de tous les liquides de l'économie. Il fait partie de tous les éléments constituants du sang, de la salive, de la bile, et nous l'avons dit déjà, de l'urine. Il est une des conditions d'existence des globules et de la dissolution de la fibrine. Aussi est-il indispensable à la santé et ne pourrait-on pas le supprimer, sans danger, de l'alimentation Sa suppression aurait pour premier effet un embarras extrême de la digestion, et, à la suite, on verrait apparaître l'anoréxie, la dyspepsie, la pâleur, la chlorose et enfin des cachexies diverses.

Le chlorure de sodium excite la muqueuse buccale, active la secrétion de la salive et provoque l'appétit. Les fluides gastriques, à l'acidité desquels il participe sans doute, sont, sous son influence, secrétés en plus grande abondance et les actes chimiques de la digestion en deviennent plus faciles et plus complets.

En outre de ce rôle de principe constituant que possède le chlorure de sodium par rapport à nos tissus et à nos liquides, et de la propriété stimulante dont il jouit sur les actes de la digestion, ce sel est encore un fondant, un anti-scrofuleux énergique, qu'on l'applique à l'extérieur ou à l'intérieur. Nous avons vu plus haut qu'à la dose de 20 à 30 grammes, il devenait purgatif. Quelques médecins, et particulièrement M. le docteur Amédée Latour, ont voulu voir en lui un remède très puissant contre la phthisie pulmonaire. S'il ne représente pas, comme on l'eût souhaité, un spécifique contre cette terrible maladie, il agit, du moins, très heureusement, dans ces cas, par ses propriétés toniques et excitantes en augmentant l'appétit, en facilitant la digestion, conditions très importantes dans le traitement de cette maladie. A l'extérieur, le chlorure de sodium est employé comme excitant ; sur les ulcères et les plaies de mauvaise nature, il agit comme tonique, excitant, et possède une action détersive.

L'iode, médicament sur l'importance duquel nous avons déjà insisté dans une autre partie de cet ouvrage à propos de la proportion véritablement exceptionnelle de 28 milligrammes d'iodure par litre sous laquelle ce précieux agent thérapeutique figure dans la minéralisation de l'eau de Corneto, l'iode, mérite pour le physiologiste et surtout pour le thérapeutiste, une attention aussi grande, sinon plus grande, que le chlorure de sodium.

L'iode, découvert seulement en 1813, par Courtois, dans les eaux-mères de soude de varech, a bien vite conquis une des premières places de la matière médicale. Il mérite d'être en tête de cette classe d'agents que l'ancienne médecine désignait du nom de fondants. Il est un puissant dépuratif. Mais voyons d'abord quelles sont ses propriétés physiologiques desquelles dérivent assez directement, ce qui n'est guère ordinaire, ses propriétés thérapeutiques.

Appliqué à dose un peu élevée sur les tissus, il exerce une action topique irritante incontestable. Pris à l'intérieur à dose modérée, il est absorbé avec une incroyable rapidité. Il cause d'abord des symptômes d'excitation fort sensibles : la circulation devient plus active, la peau plus chaude. Aussi, quand son administration est mal dirigée, cette excitation peut-elle atteindre à ce degré qu'on désigne du nom d'ivresse iodique ou d'*iodisme* et des exanthèmes aigus peuvent-ils apparaître à la peau. Après quelques jours de l'administration de l'iode, l'appétit augmente d'une manière notable. Chez les femmes, la stimulation se traduit par une exagération du flux cataménial. Enfin, il provoque sur les glandes et sur les lymphatiques engorgés une action fondante des plus promptes et des plus manifestes.

L'iode, introduit dans la thérapeutique par Coindet, de Genève, après de magnifiques résultats obtenus par son moyen dans le traitement du goître, est devenu le médicament par excellence qu'on oppose aux manifestations de la diathèse strumeuse et au lymphatisme exagéré. Son action résolutive puissante et son influence sur la nutrition l'ont fait employer bientôt dans le traitement de la syphilis constitutionnelle. Aujourd'hui, on l'utilise dans le traitement des accidents secondaires de cette maladie, et il forme, presque en propre, la médication spécifique à opposer aux manifestations qui traduisent la période tertiaire de cette affection. On a encore recours à l'iode dans presque tous les états cachectiques. Son action résolutive est mise à profit contre un grand nombre de tumeurs de mauvaise nature. Aujourd'hui, les applications que la thérapeutique fait de ce médicament sont tellement nombreuses, et aussi tellement vulgaires que nous ne croyons pas devoir insister sur l'importance que donne à l'eau de Corneto sa présence à la dose considérable sous laquelle il figure dans l'analyse.

Le brôme, si proche voisin de l'iode dans la classification chimique, lui a encore été donné pour voisin en thérapeutique. On a admis, même jusqu'à ces derniers temps, que ces deux corps avaient une action identique en médecine. Toutefois l'action des bromures mieux étudiée depuis peu, serait beaucoup moins excitante que celle des iodures. On tend même de plus en plus à considérer l'action des bromures, et particulièrement du bromure de potassium, comme sédative. Malgré ces différences, nous croyons que les bromures ne peuvent être que très favorables dans les conditions mêmes où les iodures sont indiqués.

Le fer peut être considéré comme le spécifique de la chlorose, soit qu'elle marche accompagnée de tous ses symptômes, soit qu'elle n'en présente que quelques-uns. C'est le plus puissant des toniques et des reconstituants ; on le retrouve au nombre des éléments constituants des globules de sang. L'action de ce médicament sur la nutrition et la sanguification est des plus manifestes et ses indications se trouvent tout naturellement marquées dans les maladies de misère physiologique pour le traitement desquelles on a recours à l'eau de Corneto. De plus l'état des combinaisons chimiques sous lesquelles se présente le fer dans cette eau minérale est des plus favorables, puisque, d'une part, on le voit à l'état de chlorure ou de sel de fer spontanément soluble, et que, de l'autre, il est associé à l'arsenic. Pas plus que pour l'iode, nous ne voulons récapituler les indications extrêmement nombreuses, et d'ailleurs fort connues, dans lesquelles l'usage du fer doit être conseillé.

Pour l'arsenic, également introduit dans la thérapeutique courante depuis une date assez récente, on sait quelle place il y a conquise. On sait aussi le rôle énorme qu'on a fait jouer à ce corps, en hydrologie médicale, depuis l'époque (1839) où sa présence a été signalée dans certaines eaux minérales fort actives et dont l'action bienfaisante restait auparavant inexpliquée. « La seule substance, dit M. Lhéritier, qui puisse peut-être expliquer l'action curative des eaux de Plombières, en dehors des propriétés qu'elles tiennent de leur température, de leur *état d'eau* et de l'ensemble de leur composition chimique, c'est l'arsenic [1]. » Et pourtant ces eaux si puissantes ne présentent ce corps que dans la proportion très minime de 0,000 24 (source du Crucifix) par litre (Lhéritier et O. Henry).

On a vanté l'arsenic à titre d'altérant et de reconstituant, d'antipériodique. On l'a préconisé surtout contre les maladies de la peau liées à la diathèse herpétique (Bazin). On l'a conseillé dans la chorée ancienne, contre la phthisie, le catarrhe pulmonaire (Moutard-Martin) et la bronchite capillaire. M. Teissier, de Lyon dit en obtenir d'excellents résultats dans le traitement des gastralgies, et son utilité dans le traitement de certaines syphilis très rebelles n'est plus à démontrer. Si faible que soit la proportion sous laquelle se présente cet agent thérapeutique dans l'eau de Corneto, elle n'est donc pas encore à dédaigner pour le médecin

Nous avons hâte de terminer cette partie physiologique et nous ne voulons pas étendre cette étude aux sulfates, bicarbonates, phosphates et silicates qui figurent dans l'eau de Corneto. Ces sels, d'ailleurs, ne contribuent que pour une très faible partie à la minéralisation totale de cette eau minérale. En outre, leur valeur thérapeutique ne pourrait être considérée que comme très secondaire comparativement à celles des substances sur lesquelles nous nous sommes plus longuement étendu précédemment.

1 Dictionn. général des eaux minérales Art *eaux arsenicales* vol i, p. 123.

B. *Usage externe.*

Nous devons laisser à peu près absolument de côté les effets physiologiques déterminés par l'eau de Corneto employée en bains. Cette eau minérale, importée en France, ne peut, en effet, y prétendre qu'à l'usage en boisson. Cependant son emploi, sous forme d'applications topiques au moyen de compresses mouillées, ou encore sous forme de bains locaux, de fomentations, d'injections et d'instillations n'est pas complétement à dédaigner. En plus d'un cas, dans les affections chirurgicales et dans le pansement des lésions d'origine strumeuse, le médecin se trouvera bien d'y avoir recours. Mais comme ces expositions sont tout à fait du domaine de la thérapeutique, et fort peu de celui de la physiologie, nous renvoyons à la dernière partie de cet ouvrage ce que nous avons à dire de ces diverses applications de l'eau de Corneto.

IV

ACTION THÉRAPEUTIQUE

Nous voici arrivés à la partie la plus délicate, et à la fois la plus ardue de notre tâche. Avant de nous engager dans l'exposition de chacun des états morbides contre lesquels l'eau de Corneto peut être employée, il est peut-être utile de mieux préciser une question longuement controversée et qui a précisément pour objet le mode d'action des eaux.

Evidemment les eaux minérales ne deviennent telles que par l'abondance et la quantité des principes qui les minéralisent. Mais ici une question s'élève, — assez importante pour que la Société d'hydrologie médicale de Paris l'ait jugée digne d'une sérieuse discussion ; — cette question la voici :

L'action physiologico-thérapeutique, des eaux minérales est-elle due à chacun des principes qu'elle tient en dissolution; autrement dit l'existence de chacun de ces principes peut-elle donner l'explication des actions organiques que l'eau minérale détermine?

Ou bien, l'action déterminée par une eau minérale, n'est-elle qu'une résultante qui n'emprunte ses caractères à aucun des principes isolés, mais à leur combinaison et à leur mode d'agencement réciproque?

Ce n'est pas ici le lieu de reprendre cette discussion dans ses détails; nous rappellerons seulement les trois principales opinions qui ont été soutenues. Le docteur Patissier soutenait que l'action des eaux sur l'organisme, résulte, non de leurs principes isolés, mais de leur agrégation, de leur mode de combinaison; que chaque substance, prise en particulier, jouit de propriétés qui ne sont plus représentées dans l'action générale; que les parties n'ont aucune ressemblance avec l'ensemble.

M. Durand-Fardel, sans nier que parfois l'action d'ensemble ne puisse être différente de l'action des principes isolés considère, pourtant, comme la règle que les principes composants conservent leur activité propre, qui n'est jamais modifiée ni affaiblie, mais bien augmentée d'ordinaire, par les éléments secondaires qui se trouvent associés aux principes dominants et actifs.

D'autres auteurs, M. Cahen, entre autres, ne voient guère dans l'effet curatif des eaux, que l'action des principes devenus prédominants, soit par leur abondance, soit par l'énergie de leur activité propre. Cette dernière opinion, bien qu'un peu plus formelle dans les termes qui l'expriment, est à peu près celle que soutient M. Durand-Fardel. Elle est aussi partagée par le plus grand nombre des médecins hydrologistes. On est donc en droit de dire qu'une eau minérale possède une action constante, prévue, indiquée, qui ressort de la prédominance de certains éléments ou de l'existence de quelques principes actifs. Ainsi qu'une eau minérale contienne une forte proportion d'iode, quelle que soit, d'ailleurs, la nature de ses autres éléments, on n'hésitera pas à la conseiller dans les cas où la médication iodée a des chances de succès. On peut en dire autant des chlorures, si ces sels sont prédominants, ainsi que du brôme, du fer et de l'arsenic, principes essentiellement actifs.

Si nous appliquons ces données aux eaux de Corneto, nous trouvons au nombre des sels qui agissent surtout en vertu de leur prédominance, les chlorures ; — au nombre de ceux qui agissent plus particulièrement par leur énergie d'activité propre, les iodures, les bromures, les sels de fer et de manganèse, l'arsenic. C'est donc d'après la nature de ces sels, d'après leur prépondérance ou d'après le degré d'énergie de leur activité, que doivent être tracées les indications principales de l'eau minérale qui nous occupe.

D'un autre côté et comme l'a justement établi M. le docteur Gréllois [1] lorsqu'un médecin dirige une méthode thérapeutique contre une maladie chronique, il se propose toujours l'un des résultats suivants :

1° Assimilation par l'économie de matériaux de réparation apportés par l'agent médicamenteux.

2° Expulsion ou entraînement de matériaux inassimilables engagés dans l'organisme et secrétés par lui ou venus du dehors.

1 Voyez *Etude sur les eaux minérales de Bourbon l'Archambault.*

3° Reconstitution des éléments organiques déviés ou altérés par leur contact avec un agent morbide ou toxique

4° Action dynamique, stimulante ou dépressive.

5° Enfin, révulsion opérée de l'organe malade sur une surface saine.

En regard de ces divers effets, que le médecin poursuit toujours dans la thérapeutique des diverses maladies chroniques, il ne sera peut-être pas hors de propos de rappeler quelles sont les actions principales que l'on s'accorde à reconnaître aux eaux chlorurées-sodiques, ferrugineuses, iodo-bromurées, arsenicales. Elles sont reconstituantes ou toniques, altérantes ou substitutives, résolutives et sédatives.

« Les eaux chlorurées-sodiques, disent les auteurs du *Dictionnaire des eaux minérales*, MM. Durand-Fardel et Le Bret, les eaux chlorurées-sodiques représentent une médication *reconstituante;* c'est-à-dire qu'elles agissent à la manière d'agents toniques et stimulants à la fois, sur les surfaces digestive et cutanée, et semblent poursuivre une action analogue jusque sur les phénomènes les plus intimes de l'assimilation C'est en vertu sans doute de cette action, qu'elles possèdent des propriétés résolutives assez caractérisées. Elles réveillent à un haut degré l'action de la peau. Elles développent l'appétit et rendent nécessaires une alimentation substantielle. Elles développent les secrétions intestinale et urinaire. Elles activent la circulation abdominale et provoquent les manifestations hémorrhoïdales et menstruelles, quelquefois, celles-ci surtout, avec exagération. Les eaux chlorurées-sodiques représentent encore une médication *altérante;* c'est-à-dire qu'elles modifient dans un sens très particulier, certaines altérations toutes spéciales de l'organisme[1]. »

Si à ces deux actions prédominantes et qui sont plus particulièrement causées par la prédominance même des chlorures, on ajoute encore l'action qui peut être due à la proportion vraiment remarquable des iodures et des bromures, puis les actions spéciales du fer, du manganèse et de l'arsenic, on ne devra pas s'étonner de nous voir faire rentrer dans le cadre d'action thérapeutique de l'eau minérale de Corneto, plusieurs affections et diverses maladies dérivant d'une origine commune.

Le chlorure de sodium, le fer, l'iode, le brôme et l'arsenic, lorsqu'ils agissent par voie d'absorption, sont des médicaments à longue portée, des modificateurs profonds de l'organisme. Pris à dose assez petite pour qu'il n'y ait pas d'effet immédiat sensible, et cependant à dose suffisante pour que, à la longue, ils fassent éprouver à l'économie une modification persistante, ils représentent assez bien réunis les types de la médication altérante et reconstituante. De l'action exercée par ces agents médicamenteux sur l'économie, et du mode de réaction présentée par celle-ci, résulteront pour le médecin, toutes les indications rationnelles qui peuvent le guider.

Si nous laissons de côté, pour un instant, la considération de la maladie, pour porter plus particulièrement notre attention sur la considération du tempérament et de la constitution, nous ne ferons que rappeler un fait connu, en disant que les eaux chlorurées sodiques fortes, sont mal appropriées aux tempéraments sanguins prédisposés aux accidents congestifs ; qu'elles seront difficile-

[1] *Dict. des eaux min.*, t. I, p. 447.

ment supportées par les tempéraments nerveux, dont l'irritabilité est le caractère dominant, et que si on les leur applique, on doit le faire avec prudence et à faible dose ; que les eaux chlorurées conviennent, au contraire, fort bien aux tempéraments lymphatiques, à chairs molles, à formes plus ou moins arrondies, le plus ordinairement frappés, à un degré variable, d'anémie et d'atonie. Enfin, on n'oubliera pas qu'on doit progressivement élever les doses de l'eau minérale chez les sujets affaiblis par de longues souffrances, au fur et à mesure que l'économie se relève, mais en évitant toutefois d'arriver à l'action purgative.

SCROFULE

La première, la plus formelle des indications des eaux chlorurées sodiques est contre la diathèse scrofuleuse et ses manifestations. Lorsque ces eaux sont fortement chlorurées et, en même temps, chargées d'iodures et de bromures dans la proportion exceptionnelle où on trouve ces sels dans l'eau de Corneto, cette indication devient tout à fait prépondérante c'est une véritable spécialisation thérapeutique.

Nous n'avons pas à nous occuper ici de la question de savoir si la scrofule doit être envisagée comme une constitution morbide ou comme l'expression d'un état diathésique. Le seul fait qui nous importe, c'est que cette maladie, bien définie dans ses manifestations, dans ses périodes et dans ses formes diverses, mérite d'occuper le premier rang dans le cadre des maladies chroniques. Ce chapitre sera donc exclusivement consacré au traitement de la scrofule, de ses manifestations et de ses complications diverses par l'eau de Corneto. Dans un autre chapitre, nous examinerons cet état particulier de la constitution qu'on a coutume de désigner sous le nom de lymphatisme exagéré et qui, s'il n'est pas encore la scrofule, serait pour le plus grand nombre des auteurs comme sa porte d'entrée et aurait pour but de préparer le terrain propre de cette maladie.

« Toutes les fois qu'il s'agira, disent les auteurs du *Dictionnaire d'hydrologie médicale*, de remédier à des affections scrofuleuses confirmées et profondes, et par conséquent empreintes du degré le moins contestable de constitutionnalité, c'est aux eaux fortement minéralisées par le chlorure de sodium qu'il faudra recourir. La pratique de l'Allemagne nous a devancés à cet égard; les observations recueillies et poursuivies à Kreuznach, Kissingen, Nauheim, Hombourg, Soden, Wiesbaden ne laissent aucun doute, depuis longtemps, sur l'appropriation de ces eaux, remarquablement riches en chlorures, au traitement de la scrofule [1]. »

A cette affirmation si précise de MM les docteurs Durand-Fardel et Le Bret nous pourrions ajouter que les eaux de Corneto sont plus riches en chlorures que celles de Hombourg, de Soden, de Kreuznach, de Kissingen et et de Wiesbaden, que ces auteurs présentent comme extrêmement puissantes [2]. Mais si cet avantage en faveur de l'eau de Corneto est déjà considérable, un autre, non moins précieux, est fourni par la richesse exceptionnelle de cette même eau en iode. Sous ce dernier rapport, il

[1] *Dict des eaux min.*, t II, p. 749.

[2] Voyez le tableau comparatif de la richesse en chlorures des principales eaux chlorurées d'Europe, p 31.

n'y a que l'eau iodo-bromurée de Saxon, en Suisse, qui l'emporte incontestablement sur elle, et l'eau de la source suisse n'est pas chlorurée. Enfin, le plus grand nombre des eaux chlorurées d'Allemagne ne contiennent pas d'iode. Celles qui en contiennent, présentent ce corps en proportion si minime qu'il n'y a guère de comparaison à établir entre leur richesse, sous ce rapport, et celle de l'eau de Corneto.

Pour terminer ce que nous avons à dire de la spécialisation si formelle des eaux chlorurées iodo-bromurées pour le traitement de la scrofule, nous ferons un dernier emprunt aux auteurs que nous avons déjà cités plus haut et que l'on peut certainement considérer comme ceux qui possèdent la plus grande autorité en ces matières.

« Le traitement du lymphatisme ou de la scrofule par les eaux chlorurées est un traitement spécial, en ce qu'il dépend essentiellement des qualités médicamenteuses propres à cette classe d'eaux minérales. Sans doute leurs qualités excitantes et reconstituantes trouvent à s'exercer utilement dans la plupart des cas de ce genre : mais leur action essentielle dépend de propriétés spéciales qu'elles possèdent en vertu de leur constitution propre [1]. »

De tout ceci il résulte que le traitement de la scrofule appartient bien en propre aux eaux chlorurées sodiques iodo-bromurées. Les eaux sulfureuses qu'on a si longtemps préconisées dans les mêmes circonstances sont bien loin de rendre les mêmes services quand la scrofule confirmée a profondément atteint l'organisme. D'après l'opinion des médecins hydrologistes, et surtout d'après les recherches

[1] *Dict. des eaux min.* t. I, p. 448.

du distingué docteur Allard, ces dernières ne conviendraient guère que dans la scrofule tégumentaire. Encore une récente discussion soutenue à la Société d'hydrologie médicale de Paris, tendrait-elle à faire admettre que les eaux chlorurées sont également préférables dans ce cas.

Il y a, dans la diathèse scrofuleuse, tout à la fois élimination à provoquer, reconstitution et assimilation à opérer état des forces à relever ; aucune médication ne peut donc être mieux indiquée que celle à instituer par l'eau de Corneto. Mais les manifestations de cette affligeante diathèse sont si nombreuses et si variées qu'il nous faut mettre un certain ordre dans leur exposition.

Adénopathies scrofuleuses. — C'est principalement dans le traitement des manifestions ganglionnaires de la scrofule que l'eau chlorurée-sodique iodo-bromurée de Corneto présente une supériorité marquée pour les amener à la résolution. Cette médication convient surtout lorsque les accidents sont de nature inflammatoire. Dans les adénopathies de nature scrofuleuse qui ont déjà subi un commencement de travail inflammatoire ou suppuratif, on peut, en apportant au traitement des ménagements convenables, espérer de voir ces phénomènes activés, et par suite s'établir une action détersive et cicatrisante qui est quelquefois très prompte. Des expérimentations dirigées dans ce sens par MM. les docteurs A. Gayet, chirurgien en chef de l'Hôtel-Dieu de Lyon, Socquet et Faivre, médecins de l'Hôtel-Dieu et de l'hospice de la Charité de Lyon, Delore, chirurgien au même hôpital, tant dans les hôpitaux que dans leurs pratiques de ville, ont donné à ces praticiens des résultats qui leur ont paru dignes d'être signalés.

Dans le traitement des engorgements ganglionnaires scrofuleux, les indications du traitement doivent être doubles. On doit, d'une part, s'efforcer de modifier l'état général et la diathèse par l'usage interne de l'eau de Corneto prise en boisson. D'un autre côté, on agira contre les accidents locaux par une médication topique faite au moyen de compresses imbibées d'eau minérale. Ces moyens locaux devront être mesurés d'après le degré d'excitabilité des parties malades. Mais si grands que soient les services qu'on est en droit d'attendre de cette médication externe, il ne faudrait pas perdre de vue que le principal traitement doit être dirigé contre la diathèse et se faire à l'intérieur au moyen de l'eau en boisson.

Scrofulides tégumentaires, affections de la peau. — Parmi les grands groupes d'affections cutanées que les auteurs modernes, et particulièrement M. Bazin, se sont efforcés de ramener à une origine commune, le groupe des scrofulides est certainement, avec celui des syphilides, un des plus régulièrement formés. De même encore, il est un de ceux dont la reconnaissance est le plus aisée pour le médecin. Ce fait est heureux, car les maladies cutanées développées sous l'influence de la scrofule sont fréquentes.

En général, la lésion siége profondément, la marche de ces maladies est chronique, la tendance à l'ulcération et à la cicatrisation très commune. Enfin, suivant l'enseignement de M. Bazin, les affections cutanées marquent, dans la scrofule, une phase particulière de l'évolution de cette unité pathologique. Mais tandis que ce dernier médecin recommande également contre ces sortes d'affections et les eaux sulfureuses et les eaux chlorurées-sodiques, la Société d'hydrologie médicale de Paris a établi, par de très nombreuses observations résumées dans une très récente discussion sur ce sujet, qu'il y avait avantage à avoir recours à ces dernières eaux minérales dans le traitement des dermatoses scrofuleuses.

Cette opinion se trouve parfaitement vérifiée par les observations de traitement de dermatoses qui ont été recueillies par les médecins qui exercent près les eaux de Corneto. Elle est également d'accord avec les expérimentations qui ont été faites sur un grand nombre de malades par les médecins des hôpitaux de Lyon. M. le docteur Gailleton, chirurgien en chef de l'Antiquaille de Lyon, qui a particulièrement observé l'action de l'eau de Corneto dans le traitement des scrofulides, signale le prurigo et l'impetigo des enfants scrofuleux comme étant surtout heureusement modifiés par cette médication.

Voici d'ailleurs un passage d'une note que ce médecin a rédigée sur l'action minérale de Corneto :

.... « Dans les maladies de la peau qui reconnaissent la scrofule pour cause, l'eau minérale de Corneto m'a également rendu des services, et sur un certain nombre d'impetigos et de prurigos des enfants, les effets ont été en général assez prompts. Je crois donc, ajoute ce médecin distingué, que l'usage de cette eau est favorable, et qu'elle peut se recommander dans les affections de la peau secrétantes, et dans les maladies sèches accompagnées de prurit. »

Nous n'insistons pas plus longuement en ce moment sur l'indication de l'eau minérale de Corneto contre les dermatoses scrofuleuses. Nous aurons, en effet, bientôt l'occasion de dire que cet agent médicamenteux réussit également bien contre certaines dermatoses dartreuses. Nous renvoyons donc à l'article *Maladies de la peau*, ce qu'il reste à dire sur ce sujet ainsi que les observations à l'appui.

Il n'est véritablement pas utile de répéter ce que nous avons dit déjà, à propos des engorgements, que l'eau minérale doit être principalement employée en boisson, en vue du traitement de la diathèse, et utilisée à l'extérieur sous forme d'applications topiques.

Affections scrofuleuses des muqueuses. — Les affections scrofuleuses des muqueuses sont certainement plus fréquentes encore que les scrofulides cutanées. On peut même avancer qu'il est plus commun de les rencontrer que les engorgements scrofuleux des ganglions lymphatiques.

L'ophthalmie scrofuleuse, si commune, soit qu'elle ait encore conservé la marche insidieuse qui caractérise son début, soit que, plus avancée, l'inflammation ait envahi la cornée pour y donner naissance à de légères ulcérations ou à une suffusion plastique ou purulente qui deviendra plus tard le point de départ d'une taie ou d'un albugo, est pleinement justiciable de l'eau chloro-sodique bromo-iodurée de Corneto. A plus forte raison devra-t-on espérer beaucoup de l'action de cette eau minérale, lorsque l'ophthalmie scrofuleuse sera restée limitée au bord libre des paupières, ou bien lors qu'elle n'aura produit qu'une conjectivite chronique ou une kératite superficielle.

De même, le **coryza chronique** de nature scrofuleuse

caractérisé par l'écoulement catarrhal abondant d'un muco-pus irritant et par un état de gonflement, de rougeur et de fongosité de la membrane muqueuse, accompagné parfois d'inflammation des os eux-mêmes, sera heureusement modifié par l'eau de Corneto prise en boisson et sous forme d'inhalations par les narines. Dans les cas de rétention du muco-pus, qui donne cette odeur infecte qu'on rencontre dans l'**ozène** ou **punaisie**, les malades auront avantage à faire directement des injections d'eau minérale sur les surfaces malades et à les pousser avec une certaine force.

L'otite externe, de nature scrofuleuse, passée à l'état chronique et caractérisée par la tuméfaction du conduit auditif externe et surtout par la secrétion d'un liquide muco-purulent et par la surdité, est également justiciable de la même médication.

L'amygdalite et la **pharyngite**, qui laissent si fréquemment après elles, chez les scrofuleux, une inflammation chronique caractérisée par la rougeur et l'hypertrophie des amygdales, ne seront véritablement modifiées qu'en agissant sur la diathèse Souvent la rougeur et la tuméfaction s'étendent à tout l'isthme du gosier, aux piliers antérieurs, à la partie supérieure du pharynx et à l'ouverture des trompes d'Eustache, et la voix prend un caractère gutturo-nasal, en même temps que du ronflement se produit pendant le sommeil et qu'un certain degré de surdité s'établit. Dans les cas de ce genre il y aurait avantage à joindre au traitement interne par l'eau de Corneto un traitement local fait au moyen de l'eau minérale et d'un appareil pulvérisateur à douches pharyngiennes.

On sait, en effet, que c'est dans les affections du pharynx que la pulvérisation donne ses meilleurs résultats. M. le docteur Gilbert-Boissière, de Lyon, a eu notamment l'occasion d'observer dans sa pratique, plusieurs cas de guérison de pharyngite scrofuleuse par l'eau de Corneto.

Dans les cas de **flux muqueux, muco-séreux** ou **muco-purulents**, des **bronches**, de la **vulve**, du **vagin** et de l'**utérus** et des **intestins**, liés à la diathèse scrofuleuse et qui ont pris naissance sous sa dépendance, c'est toujours contre les progrès de l'affection générale qu'il faut diriger la médication spéciale par l'eau chlorurée iodo-bromurée de Corneto. Quant aux indications particulières que nécessite chacun de ces accidents d'après le siége qu'il occupe, il est superflu de les exposer ici. La seule règle importante est de s'efforcer de faire marcher de front aussi souvent qu'on le pourra la médication générale par la boisson et la médication locale par les topiques.

Affections des os. — Dans les affections des os de nature scrofuleuse, soit que la lésion siége au niveau des articulations (*tumeur blanche*), soit qu'elle siége dans la continuité (*ostéite*, *carie* et plus rarement *nécrose* scrofuleuses), une eau minérale aussi riche en chlorures, en iodures et en bromures que l'est celle de Corneto se trouve très nettement indiquée. Comme cela a été clairement établi par une importante discussion sur l'action des eaux minérales dans la scrofule, la question n'est pas de savoir si le traitement hydro-minéral a une influence directe sur la lésion elle-même. Ce qu'il faut demander aux eaux minérales c'est qu'elles exercent une action à la fois reconstituante de l'état général et une influence modificatrice des lésions locales. Cette action, on l'obtient, en général, avec une eau minérale véritablement médicamenteuse dans la periostite strumeuse, qu'elle soit à la période d'engorgement ou à la période de suppuration. Les résultats ne sont pas moins favorables dans l'ostéite siégeant dans le tissu spongieux des os longs ou des os courts, le mal vertébral de Pott ne fait même pas exception.

Dans les cas où les lésions osseuses s'accompagnent d'abcès et de trajets fistuleux, il y aura avantage a faire des injections a la fois modificatrices, toniques et détersives, dans les trajets, avec l'eau de Corneto.

Affections viscérales. — Enfin cette terrible maladie constitutionnelle peut encore étendre son influence jusqu'aux viscères et produire d'autres affections diverses internes : le *carreau* ou *affection des ganglions mésentériques*, le *testicule scrofuleux*, *l'engorgement des mamelles* et même une forme particulière de *phthisie* que le plus grand nombre des auteurs tendent à reconnaître sous le nom de *phthisie scrofuleuse*. Nous parlerons plus particulièrement de cette maladie dans un autre chapitre [1]. Quant aux autres maladies qui précèdent, malgré leur gravité, nous ne pouvons entrer ici dans de longs détails. Nous répéterons seulement avec M. Durand-Fardel, que les « affections abdominales et thoraciques, engorgements viscéraux, altérations tuberculeuses ou congestions temporaires qui se rattachent à la marche de la scrofule, rentrent dans l'ensemble des considérations

[1] Voyez p. 83.

auxquelles la diathèse peut prêter » ; et nous ajouterons qu'elles sont pleinement justiciables de l'eau chlorurée iodo-bromurée de Corneto.

LYMPHATISME EXAGÉRÉ.

Nous rapprochons le lymphatisme exagéré de la scrofule, peut-être n'aurions-nous pas dû les séparer, non pas que nous considérions ces deux affections comme identiques, mais elles sont si proches voisines que l'on peut dire que la première prépare le terrain sur lequel doit germer la seconde. Si, sous nos climats, la constitution lymphatique représente la physionomie des premiers âges de la vie, il n'en est pas moins vrai que, souvent, il arrive à un moment, où, même chez l'*adulte*, le lymphatisme exagéré dans ses caractères physiologiques devient un état intermédiaire entre le type normal et la perversion morbide. C'est alors qu'il est nécessaire que le médecin agisse énergiquement par le régime, l'hygiène et les médicaments. Après ce que nous avons longuement exposé sur la puissance de l'eau minérale de Corneto contre la scrofule, il nous paraît inutile de nous étendre sur son opportunité pour combattre le lymphatisme : qui peut le plus peut le moins.

PLÉTHORE ABDOMINALE.

A côté du lymphatisme, il conviendrait peut-être de placer une affection assez importante qui, parce qu'elle manque d'une détermination formelle et organique, n'a pas trouvé sa place dans la nosologie contemporaine, celle-ci s'appuyant surtout sur la lésion. Cette affection qui joue un grand rôle dans la littérature médicale allemande, sous les noms vagues de *pléthore abdominale*, *vénosités abdominales*, répond assez bien aux *obstructions* des écoles humorales et mécaniques.

Elle a pour caractère le plus important la prédominence du système veineux, surtout du système de la veine porte et des veines hémorrhoïdaires, les deux centres principaux de la circulation veineuse abdominale. Les veines n'ayant qu'une circulation passive, si celle-ci vient encore à être ralentie ou entravée, il en résulte nécessairement une série de troubles fonctionnels qui se font sentir sur les actes de l'appareil digestif et de ses annexes. Ces troubles se traduisent par de la lenteur et de la difficulté des digestions, de la dyspepsie proprement dite, de la constipation habituelle. Le ventre globuleux, volumineux est pâteux à la pression et peu sonore. Par le palper, on sent comme un épaississement du mésenter et des épiploons, on perçoit des engorgements profonds sans qu'il soit possible de les rapporter à un organe déterminé. Enfin, dans quelques cas, il y a sensation de pesanteur à l'anus et des manifestations hémorrhoïdales.

Ces phénomènes morbides, communs surtout chez les individus à constitution sanguine, à existence sédentaire et à vie affective ou intellectuelle, amènent le plus souvent à leur suite de la courbature, du malaise, quelquefois des étourdissements et des palpitations, et le plus souvent une tendance marquée à l'hypocondrie.

C'est principalement dans ce cas, et peut-être est-ce le seul cas, où il convienne d'utiliser la qualité laxative de l'eau de Corneto. L'effet laxatif ne doit pas se borner à vaincre la constipation. Il doit être prolongé de manière à provoquer une action déplétive sur les vaisseaux de de l'intestin. En le continuant pendant un certain temps on obtiendra l'avantage important de fluxionner la région hémorrhoïdaire et de favoriser ou de provoquer un *flux hémorrhoïdal*. L'apparition ou la régularisation de cette importante fonction supplémentaire imprime aux fonctions digestives et à l'hypocondrie une influence heureuse que nulle émission sanguine artificielle n'eût pu procurer au malade. Cette médication soutenue pendant un certain temps a, en outre, un autre résultat égalcment digne d'être apprécié par les malades. Elle les débarrasse d'une proportion toujours plus ou moins grande du tissu cellulo-adipeux qui causait l'obésité.

Les cures de ce genre sont fort nombreuses en Allemagne et les eaux de Hombourg, de Wiesbaden, de Kissingen et de Niederbronn leur doivent une partie de leur réputation. L'eau chlorurée de Corneto peut être avantageusement employée dans le même but; les sujets mous et lymphatiques atteints de pléthore abdominale s'en accommoderont mieux que ceux qui présentent en même temps une constitution robuste, sèche et bilieuse: Pour ces derniers les bicarbonatées-sodiques et les sulfatées-sodiques seraient préférables.

SYPHILIS.

L'eau de Corneto chlorurée-sodique iodo-bromurée arsenicale, convient parfaitement bien dans le traitement de la syphilis. Nous n'entendons en aucune façon faire comprendre par là que cette eau minérale doive être considérée comme spécifique de cette maladie constitutionnelle au même titre que la médication hydrargirique, ni même qu'elle ait la prétention d'y suppléer. Mais les observations remarquables qui ont été signalées à ce sujet par quelques médecins, surtout par des médecins italiens, à propos des services rendus par l'eau de Corneto dans le traitement de la syphilis, nous font un devoir d'entrer dans quelques détails sur ce point.

En Italie, comme en Espagne, certains médecins hydrologistes émettent la prétention de vouloir guérir la syphilis constitutionnelle, soit qu'elle se présente à sa période primitive, secondaire ou tertiaire, par l'usage de certaines eaux minérales déterminées et sans l'intervention spécifique des préparations mercurielles. En Espagne, c'est notamment aux eaux de Carratraca, d'Arnedillo et d'Archena de Murcie, que ces sortes de cures seraient le plus souvent observées. Le docteur Rubio, auteur d'un traité fort estimé sur les eaux minérales d'Espagne, admettait la réalité de ces guérisons. Enfin, certaines sources d'Italie, et Corneto est de ce nombre, jouiraient du même privilége.

Nous n'avons pas la prétention de reprendre ici la discussion débattue à la Société de chirurgie de Paris sur l'intervention nécessaire du mercure pour le traitement de la syphilis. Si on a pu réunir quelques cas dans lesquels malgré la non intervention de cet héroïque médicament, la maladie a pu avoir une issue heureuse, nous croyons que le plus souvent, la guérison ne peut être obtenue qu'au prix de son administration sagement dirigée.

La Société d'hydrologie médicale de Paris, étonnée des

prétentions exprimées par certains médecins des eaux minérales d'Espagne, a dû chercher à exprimer son opinion sur ce point délicat. Elle n'a pu malheureusement arriver à une solution complète, et elle a tenu à n'admettre qu'avec une certaine réserve les affirmations, pourtant très formelles, des médecins espagnols. Toutefois, soit qu'il y ait une influence de climat sur la marche et le peu de gravité que revêt la syphilis en Espagne et en Italie, soit que cette influence provienne des races, elle n'a pu ne pas être frappée des résultats signalés par ces médecins étrangers.

La conclusion de ceci est que, en France où la syphilis a, d'ordinaire, une intensité morbifique assez développée, ces eaux étrangères, si elles ne peuvent être tenues pour spécifiques au même titre que les préparations hydrargiriques, doivent être considérées, du moins, comme une médication adjuvante très puissante de ces dernières. Pour l'eau minérale de Corneto, altérante d'abord pour devenir reconstituante, cette action favorable est assez facile à expliquer.

Mais il ne nous paraît pas qu'on doive user de cet utile auxiliaire dès l'apparition des accidents primitifs de la maladie. L'usage de l'eau de Corneto, dans la syphilis, nous semble infiniment mieux indiqué au moment où le malade, en pleine période secondaire, a déjà employé pendant un certain temps la médication spécifique. L'eau minérale viendra alors facilement à bout de cet état d'anémie générale et d'anervie générales, conséquences mixtes de la maladie et du traitement, état en face duquel le mercure et l'iodure de potassium demeurent souvent inactifs, s'ils ne sont dangereux. On la verra faire cesser cette résistance que la constitution morbide de certains individus oppose à la médication spécifique. « Que dans ces cas, dit M. le docteur Astrié, on vienne, par un agent puissant de stimulation des fonctions digestives et de reconstitution organique, à faire cesser une fâcheuse inertie, l'altérant spécifique aura son plein effet, les productions morbides de la syphilis seront rapidement résorbées et guéries, et l'économie rendue à l'état normal. »

C'est donc principalement contre les manifestations secondaires et tertiaires de la syphilis que l'eau de Corneto a sa plus grande action, en même temps qu'elle a pour effet de s'opposer aux désordres fonctionnels dus à l'état cachectique qui a été produit à la fois par la maladie et par la médication spécifique.

Ainsi, c'est à titre d'adjuvant très utile de la médication spécifique que l'eau minérale de Corneto mérite d'être recommandée dans le traitement de la syphilis constitutionnelle ; c'est employée dans ce but que, en France, elle a procuré déjà à un certain nombre de médecins, et notamment à M. Jouhet, de Lyon, qui a plus particulièrement expérimenté cette médication, des résultats fort satisfaisants. Il est d'ailleurs aisé de se rendre compte de l'opportunité évidente qu'il peut y avoir à recommander, contre les manifestations de la syphilis, un agent médicamenteux qui, outre le chlorure de sodium, présente associés des iodures et des brômures, du fer, du manganèse et de l'arsenic. Ces deux groupes de sels répondent, en effet, fort bien aux indications successives que le médecin se trouve avoir à remplir, puisque le premier contient des agents, les iodures et les brômures, qui sont journellement employés contre la syphilis à la seconde et surtout à la troisième période ; et que, d'un autre côté, le fer, le manganèse et l'arsenic répondent directement à l'anémie et à l'anervie générales, causes de l'état cachectique qu'il faut souvent combattre avant la diathèse qui l'a déterminé.

Dans le traitement de la syphilis, l'eau de Corneto doit être principalement employée en boisson ; on aura également avantage à l'utiliser sous forme topique pour le pansement des manifestations cutanées plus ou moins ulcéreuses.

MALADIES DE LA PEAU.

L'ancienne école de dermatologie, se basant principalement pour la reconnaissance et la classification des maladies de la peau sur la lésion élémentaire et sur leurs évolutions diverses, avait admis un nombre sans fin de dermatoses. L'école moderne, s'occupant moins de l'importance de la lésion qui caractérise la maladie que de l'affection constitutionnelle sous l'empire de laquelle celle-ci a pris naissance, a cru pouvoir ramener à quatre le nombre des états généraux qui sont le plus souvent causes de dermatoses chroniques. Ce n'est pas ici le lieu d'examiner les critiques auxquelles cette dernière théorie, qui est celle de M. Bazin, a donné lieu. Laissant donc de côté les affections de cause artificielle et les affections de nature parasitaire, nous examinerons brièvement le degré d'appropriation que présente l'eau minérale de Corneto au traitement des syphilides, des scrofulides, des arthritides et des herpétides.

Syphilides. — On lit partout que les eaux sulfureuses s'adressent au traitement des syphilides. C'est là un point sur lequel il faut s'expliquer. Les eaux sulfureuses, loin de faire disparaître les syphilides, tant que le sujet est en puissance de diathèse syphilitique, ne font, au contraire, le plus souvent, que les exaspérer et augmenter l'acuité des accidents. C'est pour cela que les médecins fort versés dans la pratique des eaux minérales ne considèrent plus les eaux sulfureuses, par rapport à la diathèse syphilitique, que comme un moyen d'épreuve, une pierre de touche propre à faire connaître le degré de guérison probable auquel le malade est parvenu, mais non comme un moyen spécial de traitement. Si, dans d'autres cas, et quand les manifestations cutanées de la peau ont disparu, ces mêmes médecins conseillent les eaux sulfurées, ce n'est plus en vue d'agir directement sur la syphilis, mais bien en vue d'un remontement général et de la reconstitution du malade.

Les eaux minérales qui conviennent le mieux pour combattre les manifestations cutanées de la syphilis constitutionnelle sont les eaux chlorurées-sodiques fortes, et parmi celles-ci, celles qui contiennent la plus grande proportion d'iodures et de brômures L'eau de Corneto appartient sans conteste à cette dernière catégorie ; son indication contre les manifestations cutanées de la syphilis est donc des mieux tracée, et il devient superflu d'insister plus longuement sur ce point, surtout après ce que nous avons eu l'occasion de dire plus haut. (Voir l'art. *Syphilis*, p. 70).

Scrofulides. — Il n'est guère nécessaire non plus d'insister ici avec détails sur l'indication très formelle de l'eau chlorurée-iodo-bromurée de Corneto dans le traitement des manifestations cutanées de la scrofule. Sur ce point encore, nous ne pouvons que renvoyer le lecteur à l'article général que nous avons tracé des formes variées de la scrofule et de l'appropriation très-rationnelle que peut recevoir l'eau de Corneto contre ces diverses manifestations. (Voyez l'article *Scrofule*, p. 58).

Arthritides. — Les dartres arthritiques sont toujours liées soit au rhumatisme soit à la goutte. Leur traitement, lorsqu'elles sont franchement sous la dépendance de l'une ou de l'autre de ces deux maladies générales, doit se faire par les eaux alcalines fortes telles que celles de Vals et de Vichy. Les eaux chlorurées-sodiques ne conviennent guère que lorsque les arthritides sont plus ou moins entachées de syphilis ou de scrofule. Elles seront données encore dans la convalescence des dartres arthritiques ou comme traitement préventif. Dans ces différents états morbides l'eau minérale de Corneto pourra être utilement employée; mais cette dernière indication est bien loin d'être aussi formelle que les deux qui précèdent et qui ont rapport aux scrofules et aux syphilides.

Herpétides. — Malgré les efforts de M. Bazin, et bien qu'on ne puisse nier que l'ensemble de la diathèse herpétique ne réponde à une notion assez suffisante, il n'est pas encore facile cependant d'établir les traits de l'herpétisme par des caractères très précis. On éprouve donc quelque embarras à voir instituer un traitement unique contre cette maladie qui ne présente pas toujours cette même uniformité. M. Bazin et son école sont dans l'habitude de recommander l'arsenic dans le traitement des herpétides. A ce compte, l'eau de Corneto, qui est arsenicale, peut leur être adressée, et elle réussit même fort bien, comme l'ont établi les observations de MM. les docteurs Gailleton et Gilbert-Boissière. Mais si l'arsenic, par son énergie en thérapeutique, est au nombre des principes très actifs qui minéralisent l'eau de Corneto, par la proportion non dosée dans laquelle il y figure, il ne mérite, il faut le reconnaître, qu'une place secondaire. Pour appliquer cette eau minérale au traitement des herpétides, il faudra prendre surtout en considération, d'une part, les autres principes minéralisateurs qui, existant en plus forte proportion, lui donnent sa caractéristique, et, d'une autre part, la constitution du malade atteint de la maladie herpétide. L'eau minérale de Corneto devra donc être conseillée principalement dans le traitement des herpétides qui sont plus ou moins manifestement liées à la scrofule et à la syphilis. En dehors de ces cas, les indications seraient peut-être moins formelles, les effets à attendre de son action moins sûrs, bien que les résultats obtenus par les médecins de Lyon ne permettent pas de douter de son efficacité.

Le traitement des maladies de la peau par l'eau minérale de Corneto a été expérimentée sur une assez grande échelle par un nombre assez considérable de médecins de Lyon. Nous citerons particulièrement M. le docteur Gailleton, chirurgien en chef de l'hôpital de l'Antiquaille, M. Delore, chirurgien en chef de l'hospice de la Charité, MM. les docteurs Gayet, chirurgien en chef de l'Hôtel-Dieu, Gilbert-Boissière, Bossu, Fauconnet, etc., qui ont retiré de son emploi un résultat favorable, particulièrement dans le traitement d'eczémas et d'impetigos, de lichen, de prurigo, de pityrasis et d'acnés plus ou moins invétérées.

Nous ne pouvons résister au désir de reproduire ici quelques passages des conclusions que plusieurs de ces praticiens distingués ont bien voulu formuler à la suite de leurs expériences sur l'appropriation de l'eau minérale naturelle de Corneto au traitement des maladies de la peau. Voici en quels termes s'exprime à ce sujet M. le docteur Gailleton, chirurgien de l'Antiquaille :

« J'ai administré cette eau dans les maladies chroniques de la peau de nature dartreuse et scrofuleuse; les résultats que j'ai obtenus sont les suivants :

« 1° Je n'ai rien noté de particulier dans les effets physiologiques de cette eau prise à la dose d'une bouteille par jour; elle purge légèrement et alimente les fonctions digestives ; elle augmente l'appétit.

« 2° Les cas dans lesquels j'ai administré l'eau se divisent ainsi :

« *A. Affections sèches de la peau : psoriasis ancien;* l'usage intérieur ne paraît pas modifier le psoriasis. A la dose d'une bouteille, il n'y a pas d'effet produit.

« *B.* Dans le *lichen,* sur six malades mis en traitement, j'ai obtenu un résultat satisfaisant; le *prurit* surtout me paraît avantageusement combattu par l'emploi de l'eau de Corneto; quelques pommades alcalines ont suffi pour compléter le traitement.

« *Affections exanthématiques.* Dans deux cas de *pityriasis,* dont un *pityriasis rubra* aigu à poussées successives, accompagnées de démangeaisons, de cuissons et de douleurs vives, et occupant les membres et le tronc, j'ai obtenu par l'usage continué de l'eau minérale une guérison qui ne s'est pas démentie depuis dix mois.

« *Les affections qui semblent le plus avantageusement modifiées sont les eczemas*, surtout ceux qui s'accompagnent de prurit intense et de symptômes aigus.

« Dans douze observations, l'effet m'a paru des plus satisfaisants, et la guérison a eu lieu après un traitement continué pendant *dix à douze semaines.*

« Dans les maladies de la peau qui *reconnaissent la scrofule* pour cause, l'eau minérale m'a également rendu des services, et, sur un certain nombre de *prurigos et d'impetigos des enfants*, les effets ont été, en général, assez prompts.

« Je crois donc que l'usage de cette eau est favorable, et qu'elle peut être recommandée dans les *affections de la peau secrétantes*, et dans les *maladies sèches accompagnées de prurit.* »

Comme on le voit par cette citation, M. Gailleton est d'avis qu'on emploie l'eau chlorurée-sodique de Corneto non-seulement dans les manifestations cutanées de la scrofule, mais encore contre celle de la maladie dartreuse. La forme morbide contre laquelle il en a obtenu le meilleur résultat est l'eczéma; c'est également l'avis des autres médecins de Lyon dont nous avons cité les noms plus haut. Ensuite viennent le prurigo et l'impétigo, surtout chez les enfants scrofuleux, le pityriasis, le lichen, le psoriasis chronique, qui se rencontre plus particulièrement sur des sujet sanguins et plus ou moins arthritiques, ne serait plus aussi heureusement modifié. Ceci est entièrement d'accord avec ce que nous avons dit précédemment des indications générales de l'eau chlorurée-iodo-bromurée qui fait le sujet de ce travail. Enfin nous devons rappeler que M. le docteur Gilbert-Boissière cite des succès obtenus à l'aide de l'eau de Corneto employée contre des *manifestations de nature herpétique* de la peau et des muqueuses. Le même médecin a eu également à se louer d'appliquer la même médication à des *acnés rosacéa*, chez les sujets âgés de quarante à cinquante ans, et chez lesquels la maladie remontait à plus de six mois. Dans ces cas, la guérison a pu être obtenue en vingt jours de traitement par la seule intervention de l'eau minérale, puisque les malades n'étaient soumis à aucune autre médication.

MALADIES DU SANG

ANÉMIE, CHLOROSE, TROUBLES FONCTIONNELS QUI EN DÉPENDENT.

M. Trousseau et d'autres auteurs ont insisté sur le rôle important du sel dans la réparation du sang. D'un autre côté, si le fer est en quelque sorte le médicament par excellence de l'état d'aglobulie du sang, on sait que, dans bien des cas, ce médicament fort précieux ne procure pas tous les avantages qu'on était légitimement en droit d'attendre de son usage. Ce ne peut être qu'une chose très favorable de trouver associés dans une même eau minérale le chlorure de sodium, le fer et le manganèse, cet adjuvant du fer. Aussi, bien que la proportion relativement minime du fer que contient l'eau minérale de Corneto ne permette guère de faire ranger cette eau au nombre des eaux martiales, son usage se trouve-t-il pourtant très nettement indiqué dans le traitement de certaines chloroses.

C'est principalement contre les chloroses chroniques, très rebelles et qui se trouvent greffées sur des constitutions plus ou moins lymphathiques, strumeuses qu'il faudra avoir recours à l'eau minérale de Corneto. Si ces formes de chlorose sont les plus tenaces, elles sont aussi les plus fécondes en désordres fonctionnels de tous genres.

Tant de conditions pathologiques diverses se rattachent à l'état chlorotique, que nous devons nous borner à désigner les principales applications thérapeutiques que l'on peut faire de l'eau de Corneto contre ces manifestations :

1° Contre la *chlorose* chronique, plus ou moins liée à une constitution lympathique ou strumeuse avec son cortége de *difficultés dans sa menstruation*, (*aménorrhée*, *dysménorrhée*), de *névralgies diverses*, d'*accidents hystériques.*

2° Contre la chlorose consécutive à des pertes séminales, à des hémorrhagies, à des maladies graves (fièvres continues), à des maladies chroniques (syphilis, etc.), se produisant chez des sujets lympathiques.

3° Enfin, contre la série des symptômes ou d'affections qui se rattachent à l'état chlorotique : céphalalgies, palpitations et étouffements, gonflement de la rate, flueurs blanches, etc.

Chez la femme, bon nombre des affections de l'utérus, engorgements du col, ulcération, métrite chronique, catarrhe utérin, leucorrhée, etc., prennent naissance et sont entretenues sous l'influence de ce même état chlorotique. Il y aura donc utilité, dans le cas où la constitution générale des malades répondrait à celles que nous avons indiquées plus haut à opposer l'eau minérale de Corneto à ces divers accidents.

Dans un assez grand nombre d'affections chroniques du col de l'utérus et dans les leucorrhées abondantes, on se trouvera bien de recommander l'usage externe de l'eau minérale en injections soit continues, soit fréquemment répétées, en même temps qu'on prescrira l'usage interne.

Enfin, dans certaines variétés de chlorose, il sera bon de combiner l'usage de l'eau de Corneto avec les préparations ferrugineuses. Par cette pratique, continuée pendant deux ou trois septenaires, on verra souvent le flux cataménial reprendre de la régularité et s'effectuer sans plonger les malades dans cet état fatigant et douloureux qu'elles redoutent tant.

PHTHISIE PULMONAIRE.

La thérapeutique a si peu de prise sur cette cruelle maladie que le médecin ne doit négliger aucun des moyens qui peuvent lui venir en aide pour enrayer cette affection ou pour la guérir, si tant est qu'on la guérisse.

On ne connaît aucun agent thérapeutique à l'aide duquel on puisse prétendre à une action directe sur le tubercule. Mais la thérapeutique possède des moyens auxquels elle peut s'adresser avec quelque efficacité pour modifier les conditions constitutionnelles ou diathésiques sous l'influence desquelles la phthisie prend naissance. Le lymphatisme, la scrofule, l'anémie et l'atonie rentrent précisément dans ces conditions.

Une règle d'hydrologie médicale qu'il ne faut pas oublier dans le traitement de la phthisie, est de n'employer une eau minérale que dans les périodes de rémission de la maladie tuberculeuse et toujours à une époque assez éloignée de phénomènes actifs pour qu'il n'y ait pas crainte de les réveiller. De même par rapport à la marche et aux phénomènes généraux que revêt la phthisie, on est dans l'habitude de la distinguer en phthisie éréthique et en phthisie torpide.

L'eau minérale de Corneto ne peut convenir que dans la *forme torpide* de la phthisie, et surtout dans la variété de cette maladie qui est manifestement liée à une constitution strumeuse et que, pour cette raison, on a nommée *phthisie scrofuleuse*. Cette forme est d'ailleurs une de celles dont la marche est la plus lente, et qui, lorsqu'elle est prise à son début, permet assez souvent d'espérer la guérison.

Dans le traitement de la phthisie strumeuse, l'eau minérale de Corneto devra toujours être administrée avec ménagement, et son usage méritera d'être attentivement surveillé, surtout dans les premiers temps de son emploi. Concurremment, il sera nécessaire de mettre les malades dans les meilleures conditions possibles d'hygiène et de les soumettre à un bon régime, viandes rôties, vins généreux, etc.

ANGINE GUTTURALE ET PHARYNGÉE.

Dans les affections chroniques des membranes muqueuses de l'arrière-bouche et du pharynx, y compris les angines gutturale et pharyngée ayant un lieu d'origine avec une manifestation cutanée, l'eau de Corneto rendra encore des services. Dans ces différents cas, l'eau est administrée en boisson et en gargarismes. En bien des circonstances on aura même avantage à recourir aux douches pharyngiennes d'eau minérale faite au moyen d'un appareil pulvérisateur donnant un jet d'eau en poussière assez grosse.

GOUTTE CHRONIQUE.

Nous voici en face d'une question difficile. On considère, en général, la goutte comme consistant essentiellement dans la prédominance, au sein de l'organisme, des principes azotés et aussi, sans doute, de principes calcaires. On tient les accès de goutte pour la manifestation des efforts d'élimination destinés à rejeter ces principes au dehors. L'évolution de la goutte résulte donc de ce que l'élaboration de ces principes azotés et calcaires s'opère dans des conditions anormales et vicieuses. Nous ne pouvons nous étendre ici sur le rôle qu'un médecin anglais, M. Garrod, et après lui M. Charcot, font jouer à l'acide urique contenu dans le sang. Il y a donc dans le traitement de la goutte une double série d'indications 1° traitement de la diathèse; 2° traitement des manifestations postérieures de la goutte. L'eau de Corneto n'a rien à voir dans le traitement de la diathèse; c'est affaire aux eaux alcalines et sulfureuses. Son rôle, à elle, est dans la *goutte chronique avec prédominance des altérations goutteuses articulaires*.

Les indications à remplir dans ce dernier cas sont de deux sortes :

1° S'opposer à la formation intempestive de principes morbides par un régime approprié bien entendu;

2° Empêcher l'accumulation de ces mêmes principes,

en exaltant l'énergie fonctionnelle des organes chargés de leur élimination.

La première de ces indications est du domaine de l'hygiène. Nous allons voir comment l'eau de Corneto répond à la seconde.

Nous avons établi dans la partie physiologique que cette eau est tonique, diaphorétique et diurétique. Elle agit donc, dans la goutte, en rehaussant la vitalité de l'organisme, en excitant les fonctions cutanées et rénales et en débarrassant ainsi l'économie d'une portion considérable d'acide urique. En d'autres termes, l'eau de Corneto se présentant à la fois comme médication reconstituante et comme une médication résolutive, elle aura ce double effet, d'une part, de remonter l'organisme atteint dans son ensemble et dans ses fonctions les plus essentielles ; d'une autre part, de résoudre les engorgements dont les articulations et leur voisinage sont le siége.

L'eau de Corneto doit donc être employée seulement contre l'état permanent ou chronique des altérations articulaires goutteuses, tuméfaction, déformation, tophus, ankylose, etc., lorsque ceux-ci ne se résolvent plus à la suite des accès aigus. Enfin, elle convient surtout lorsqu'il se présente une certaine prédominance du système lymphatique. On conseillera avec beaucoup d'utilité d'associer le bain de vapeur et surtout le bain russe à l'usage de l'eau minérale à l'intérieur.

RHUMATISME.

Une eau minérale ne peut avoir de prétention au traitement des rhumatismes qu'autant qu'elle peut être employée sur place et que, en outre de ses propriétés thérapeutiques, elle présente une haute thermalité et qu'elle est aidée de l'intervention d'agents balnéo-thérapeutiques suffisants. Ce travail ayant pour but de faire connaître les cas auxquels peut être appliquée l'eau minérale de Corneto transportée, il n'y a donc pas lieu de s'arrêter au traitement de la maladie rhumatismale par son moyen. Toutefois, nous croyons pouvoir dire que lorsque la maladie est généralisée et qu'elle constitue une véritable diathèse, cette eau minérale pourrait, dans bien des cas, exercer un effet favorable sur l'état général, et opérer à la fois par voie d'entraînement et de reconstitution. C'est simplement pour pouvoir signaler ce dernier fait que nous avons inscrit le mot rhumatisme dans cette énumération nosologique.

AFFECTIONS DIVERSES.

Il nous reste encore à signaler quelques affections diverses qui presque toutes sont sous la dépendance d'un des états généraux dont nous avons précédemment parlé, pour terminer ce que nous avons à dire des indications de l'eau de Corneto. Nous allons les faire connaître en les signalant par un simple mot.

L'eau minérale de Corneto indiquée dans toutes les manifestations de faiblesse et d'atonie générale de l'organisme, conviendra aussi dans les *convalescences difficiles et tardives*.

Nous avons déjà parlé plus haut de son emploi dans la métrite chronique avec ou sans ulcération et contre la leucorrhée. On l'appliquera également avec fruit contre les *procidences utérines* qui résultent de la fatigue, de l'atonie ou du volume de l'organe, et contre le *catarrhe utérin* qui les complique.

AFFECTIONS CHIRURGICALES.

Enfin l'eau de Corneto a de très utiles applications à recevoir dans le traitement des affections chirurgicales. On doit alors l'employer à la fois et à l'intérieur et à l'extérieur sous forme de compresses mouillées d'eau minérale, de lotions, d'injections, d'instillations, etc... Les applications les plus communes seront contre les lésions du système osseux, ostéites, caries, nécroses, compliquées de fistules, d'abcès profonds, de décollements superficiels de la peau. De même encore, dans les arthropathies chroniques et leurs complications. Enfin, nous avons déjà parlé à l'article scrofule, du secours à attendre de l'eau de Corneto dans le traitement de l'otite externe, du coryza chronique avec ulcération, des ophthalmies diverses, etc., etc., d'origine scrofuleuse.

Urines troubles; catarrhe vésical. — Nous devons noter ici un fait qui s'est présenté plusieurs fois à notre observation, bien que nous n'ayons pu en découvrir la cause dans tous les cas. Pendant les premiers temps ce fait nous fut toujours signalé par les malades eux-mêmes, et peut-être n'eussions-nous jamais pensé à le rechercher, si notre attention n'avait été vivement attirée de ce côté.

Des malades prenaient l'eau minérale de Corneto à l'intérieur en vue de combattre des états morbides divers, mais qui n'avaient pas leur siége dans les organes genitourinaires. En même temps, ces mêmes malades présentaient, sans qu'ils nous en eussent averti, bien souvent, des urines plus ou moins troubles. Chez quelques-uns d'entre eux celles-ci étaient lactescentes, chez d'autres, elles étaient un peu moins limpides au moment de l'émission, et, par le refroidissement elles ne tardaient pas à dégager une odeur plus ou moins fortement ammoniacale. Plus tard aussi, elles se divisaient en deux parties : l'une, glutineuse, formée de mucus, tombait au fond du vase; l'autre partie, représentant plus spécialement l'urine, surnageait. Au bout d'un certain temps de traitement par l'eau minérale de Corneto, ces malades étaient tout surpris de voir leurs urines couler moins chargées et plus limpides. Elles se décomposaient moins, reprenaient de plus en plus l'apparence normale. Ils continuaient la médication instituée dans un tout autre but, et, après un temps variable, nous vîmes plus d'une fois l'urine recouvrir toute sa limpidité, ne plus abandonner aucun dépôt et résister à la décomposition par le refroidissement. Enfin, nous possédons un certain nombre d'observations de cette espèce.

Nous venons de rapporter le fait tel qu'il s'est présenté à nous, sans nul artifice, et, qu'on nous passe l'expression, dans toute sa naïveté première. Nous avons déclaré dès le début, qu'il ne nous paraissait pas facile à expliquer, dans tous les cas; si nous ne pouvons complétement résoudre le problème, on nous permettra bien, du moins, de tenter de l'interpréter.

La première question à élucider serait de déterminer sous quelle influence le catarrhe vésical a pris naissance et de reconnaître si on peut le relier à une maladie générale, en particulier ; — ou bien s'il ne conviendrait pas plutôt de considérer le trouble que présente la secrétion urinaire comme le reflet d'un état de souffrance des principales fonctions de l'économie et d'un état de débilité générale. Or, le premier point est loin d'être aisé à établir dans tous les cas, principalement en ce qui concerne les diathèses.

Si, d'une façon générale, on est en droit de dire que le catarrhe vésical est le plus ordinairement sous la dépendance d'une affection calculeuse des reins et de la vessie, de lésions du canal de l'urèthre, et parfois, qu'il est consécutif à des affections utérines, il faut bien reconnaître aussi qu'il n'est pas rare de le rencontrer chez des malades devenus débiles et dont la santé a été délabrée soit par suite de mauvaises conditions hygiéniques, soit de maladie prolongée, soit même par suite des progrès de l'âge. En outre, les causes traumatiques ne restent pas toujours sans influence au sujet du développement de la cystite.

Mais, dans la production du catarrhe vésical, il est toute une série de causes générales auxquelles il convient de faire jouer un très grand rôle. Au premier rang on est sans doute en droit d'inscrire l'influence des habitudes et des professions sédentaires. Parallèlement, il faut mentionner la part qui revient au tempérament, particulièrement au tempérament lymphatique, soit que cette forme organique ait prédominé jusqu'à un âge avancé, soit qu'elle ait reparu par suite des progrès de l'âge ou de la maladie. On sait enfin qu'un climat froid, l'habitation dans un lieu à la fois humide et froid prédisposent également au catarrhe.

Cette étiologie posée, il va sans doute nous devenir plus

facile de saisir les cas où l'eau minérale de Corneto pourra rendre des services. Lorsque le catarrhe vésical et les changements que présente l'urine se trouvent directement liés à une affection calculeuse des reins ou de la vessie, lorsque, encore, ces troubles sont le reflet manifeste d'une diathèse goutteuse nettement caractérisée, nul doute, dans ces cas, qu'il n'y ait, pour le moins, qu'un résultat complétement nul à attendre de l'action de l'eau de Corneto. C'est alors aux eaux alcalines et particulièrement aux préparations de bicarbonates de soude qu'il faudra spécialement avoir recours.

Mais pour les malades, au contraire, chez lesquels les troubles présentés par l'urine ne peuvent être rapportés qu'à un état général de débilité de l'organisme, ou bien au tempérament lymphatique, ou encore à un état languissant de quelques-unes des principales fonctions, on comprend alors que l'usage d'une eau minérale chlorurée-sodique forte, comme l'est celle de Corneto, puisse faire cesser ces troubles. L'eau minérale produira cet effet par suite de son action tonique et remontante; elle agira à titre de médication reconstituante.

Avant d'aller plus loin, voyons deux observations. De ces deux observations, la première est surtout intéressante par suite de la multiplicité des symptômes qui y sont passés en revue. Bien que nous ne devions nous occuper ici que des troubles présentés par les urines, nous ne pouvons résister au désir de mentionner quelques autres points.

M. J. R..., capitaine de cavalerie, est un homme grand et fort. Depuis quinze ans il souffrait de constipations rebelles à tous les traitements et nécessitant rigoureusement l'usage de l'irrigateur. Depuis 1860, il était atteint de douleurs névralgiques atroces inutilement traitées par les eaux et bains de vapeur de Plombières. Pendant une cure à ces eaux était survenue une surdité complète de l'oreille droite, et cela, dès les premiers jours du traitement.

En 1867, M. J. R... fait une violente chute de cheval; il était alors à Lyon où il entra à l'hôpital pour une orchite traumatique. Le traitement fut long; la guérison, suffisante peut-être, pour un homme à existence sédentaire, laissait fort à désirer aux yeux d'un officier de cavalerie qui ne pouvait plus monter à cheval sans suspensoir et qui se voyait contraint de s'abstenir de tout exercice violent. En même temps, depuis l'accident de Lyon, les urines deviennent pénibles, douloureuses et troubles.

Les choses étaient dans cet état, quand M. J. R... fut envoyé avec le régiment dont il faisait partie, à Civita-Vecchia. Sur nos conseils, il entreprit un traitement par l'eau minérale de Corneto dès les premiers jours du mois de mai 1868. D'abord, pendant une première série de dix jours, à la dose d'une bouteille par jour en trois fois : deux verres le matin, un à midi, le dernier en se couchant. Puis, après quatre jours de repos, une seconde série de dix bouteilles, prises comme ci-dessus ; en tout vingt bouteilles.

A la suite de ce traitement, M. le capitaine R... ne souffre plus : l'appétit est actif, les constipations ont fait place à une parfaite régularité de la fonction ; les urines sont redevenues limpides, abondantes, faciles, et ne se décomposant plus, même pendant les plus fortes chaleurs de l'été. Le malade a recouvré toute la finesse de l'ouïe, il entend le mouvement d'une montre, monte à cheval sans suspensoir et peut se livrer aux exercices les plus violents sans avoir à en redouter des douleurs.

Dans cette observation, nous voyons un homme robuste pris d'accidents du côté de la vessie à la suite d'un violent traumatisme. Ce traumatisme a été assez intense pour que les principales fonctions, déjà altérées, en soient restées fortement troublées par la suite et que le malade ne considère sa guérison que comme incomplète.

Malgré cela, M. R. . a vu, par l'usage de l'eau minérale de Corneto, se régulariser les fonctions intestinales ; il a recouvré l'appétit, en un mot, il a été complétement reconstitué, et les troubles présentés jusque-là par ses urines s'atténuent à mesure que l'état général s'améliore pour faire place enfin à un état de santé parfait et qui ne laissait encore rien à désirer un an après (avril 1869).

La seconde observation que nous voulons citer appartient à un ordre un peu différent. Il s'agit d'un homme dans la seconde période de l'âge adulte, souffrant depuis longtemps et profondément débilité, notamment par une syphilis fort rebelle et remontant à une époque fort ancienne. Chez ce malade, toutes les fonctions sont devenues languissantes et la fonction urinaire participe au plus haut point de l'état d'atonie et d'imperfection générales.

Voici cette observation :

M. L.... (de Lyon, place St-Nyzier), est âgé de cinquante-quatre ans. Il est porteur d'un affection syphilitique fort ancienne et dont il fait remonter l'origine jusqu'en 1842. De nombreux, de trop nombreux traitements sans doute ont été entrepris à plusieurs reprises, et, probablement, incomplètement suivis. Nous n'avons pu obtenir que des renseignements incomplets sur ces différents points et nous ignorons si les divers traitements employés ont été parfaitement rationnels ; nous croirions volontiers le contraire Le seul fait que nous puissions avancer, c'est que M. L.... est profondément débilité En dehors des accidents qui appartiennent en propre à la syphilis, toutes les fonctions souffrent ; la secrétion urinaire, en particulier, est profondément troublée ; il y a un catarrhe vésical assez intense ; les urines, difficiles, ont perdu leur limpidité ; elles laissent déposer un mucus abondant et filant.

M. L.... est mis, dans ces conditions, à l'usage de l'eau chlorurée-sodique-iodurée forte de Corneto à l'intérieur dans le double but de reconstituer l'état général qui laisse tant à désirer et d'agir contre la syphilis au moyen de la forte proportion d'iode que contient l'eau minérale. Après un certain temps de traitement méthodique, le résultat obtenu dépassa les espérances que l'on était en droit de former dans des circonstances aussi graves et en face d'accidents aussi anciens. La guérison ne tarda pas à s'affirmer, et M. L.... ne fut pas peu surpris de voir ses urines devenir d'abord moins troubles et, enfin, couler tout à fait limpides à mesure que le traitement avançait.

Nous pourrions multiplier les citations de ce genre. Nous nous en tiendrons pourtant aux deux observations que nous venons de résumer, et qui, chacune en vue d'une cause différente, font bien voir l'action spéciale que nous voulions indiquer dans ce chapitre. Ce n'est donc pas à titre de modificateur particulier des organes urinaires que nous conseillons l'usage de l'eau minérale de Corneto chez les malades dont il s'agit, mais bien à titre de modificateur général et de reconstituant de l'ensemble de l'économie. De même, ce n'est ni aux goutteux, ni aux graveleux, ni aux malades atteints de la pierre qu'il faudra en recommander l'emploi, mais, au contraire, à ceux chez lesquels les troubles présentés par l'urine paraissent liés à un état général de débilité provenant soit du tempérament, soit du régime et du genre de vie, soit même de quelque maladie générale à action lente et déprimante comme la syphilis ou la scrofule.

Pour finir, la seule explication qu'il nous paraisse rationnel de donner de ces faits consiste à rappeler la manière suivant laquelle l'eau de Corneto agit physiologiquement sur les diverses fonctions de l'économie. Nous l'avons déjà dit autre part : l'eau de Corneto est à la fois un agent tonique et stimulant ; son action se fait principalement sentir sur les surfaces digestives et cutanées et elle se poursuit jusque sur les phénomènes les plus intimes de l'assimilation. Aussi en résulte-t-il un réveil manifeste des fonctions de la peau, une augmentation de l'appétit, et par suite, de l'alimentation ; les fonctions intestinales et urinaires sont fortement excitées, la circulation abdominale plus active, et l'eau minérale ne tarde-t-elle pas à présenter des propriétés résolutives assez caractérisées. C'est donc au moins autant à titre de tonique, de stimulant et de reconstituant qu'à celui d'altérant que l'eau minérale de Corneto nous paraît devoir son action manifeste dans certaines formes de troubles des fonctions urinaires. C'est là tout ce que nous avons voulu dire, mais en y insistant avec une certaine force.

CONTRE-INDICATIONS.

Les contre-indications de l'eau de Corneto sont faciles à tirer de la connaissance même de leur action.

Les manifestations morbides qui contre-indiquent une cure par cette eau minérale sont, en général, celles qui ne comportent aucun traitement thermal. Ce sont, outre l'ensemble des affections aiguës les maladies dites organiques et celles qui sont arrivées à un état de chronicité tel que les ressources dont dispose l'organisme ne pourraient plus se prêter à un travail de retour ou de résolution.

En résumé, si les indications principales de l'eau de Corneto sont principalement contre les états généraux qui sont caractérisés par la pauvreté, l'aglobulie du sang et par un vice de nutrition, le lymphatisme, la scrofule, la chlorose et les affections secondaires que ces états généraux dominent ; les contre-indications s'adressent surtout à des états généraux inverses dans leurs causes. Autant l'eau de Corneto réussira bien dans les affections des muqueuses et des glandes, autant il conviendra de s'abstenir de son action dans les maladies d'organes d'une vitalité plus élevée, tels que le cœur, les gros vaisseaux, le cerveau, les phlegmasies du poumon, etc.

RÉSUMÉ GÉNÉRAL

L'eau minérale de Corneto a été étudiée au triple point de vue :

a. De ses propriétés physiques et chimiques;

b. De son action physiologique sur l'homme sain et malade ;

c. De son action thérapeutique sur l'homme malade.

A. Propriétés physiques.

L'eau minérale de Corneto est d'une clarté et d'une limpidité parfaites. Sa saveur, légèrement salée et spéciale, rappelle celle de l'eau d'huîtres fraîches. Cette eau est inodore; pourtant, lorsqu'elle subit un commencement d'altération, par une longue exposition à l'air libre, elle répand une odeur d'iode fort légère, bien que manifeste. Sa température à la source est de 18° c; sa densité de 1018 à la température de 15°. Quelques bouteilles présentent, quand on les agite, de légers flocons de matière ocracée en suspension; ce ne sont pas là des impuretés, mais bien quelques parties de sels que le buveur doit prendre avec l'eau.

B. Propriétés chimiques.

Différentes analyses de l'eau de Corneto ont été faites à des époques diverses. Elles ont eu pour résultat de démontrer que cette eau a une composition invariable et constante. Parmi ces analyses, les trois plus importantes ont été effectuées : la première à l'école impériale des mines de Paris, par M. l'ingénieur Moissenet (laboratoire nº 4190, octobre 1864) ; — la seconde à l'Académie impériale de médecine de Paris, par M. Bouis, directeur des travaux chimiques. (C'est à la suite de cette analyse et du rapport auquel elle a donné lieu (20 août 1867) que l'importation en France de l'eau minérale de Corneto a été définitivement autorisée par Son Exc. le ministre du commerce). La troisième analyse a été faite par M Ossian Henry, membre de l'académie de médecine, professeur agrégé à l'école de pharmacie.

De ces différentes analyses, il résulte que l'eau de la source *del Bagnolo de Corneto* est une eau minérale naturelle *chlorurée-sodique iodo-bromurée forte, ferrugineuse et arsénicale.*

C. Examen comparatif de la minéralisation de l'eau de Corneto avec celles d'autres eaux chlorurées-sodiques d'Europe qui peuvent être employées en boisson.

L'eau minérale de Corneto se distingue des autres eaux similaires qui conviennent pour [illegible]ge *en boisson :*

1o Par sa richesse en se[illegible] 18 g. 568 par litre).

2o Par sa richesse en chlorures alcalins : chlorure de sodium, 14,930 ; chlorure de potassium, 0,700 ; de magnésie, 0,031 ; de calcium, 0,490.

Parmi les eaux chlorurées susceptibles d'être employées *pures pour la boisson*, l'eau de Corneto est la plus riche en chlorure de sodium. Au-dessus on ne trouve plus que Nauheim, source Grosser-Sprudel, chlorure de sodium, 28 gr. 4, Salins (Jura), 29,990, Salies de Béarn, 255 gr. par litre, et *ces dernières eaux ne peuvent être bues pures*.

3o Par sa richesse exceptionnelle en *iodures alcalins*, 28 milligr. par litre. *Aucune autre source*, à chloruration égale, *ne possède une dose d'iode aussi considérable*. Le plus grand nombre des eaux chlorurées ne possèdent pas ce métalloïde, ou n'en présentent que des traces. Il n'y a que l'eau de Saxon qui l'emporte sous ce rapport, et elle n'est pas chlorurée-sodique.

4o Par la proportion de 8 milligr. de brômures alcalins par litre.

5o Par la présence du fer et du manganèse, à l'état de chlorures solubles, 10 milligr. par litre. Certaines sources de Spa, des moins minéralisées, il est vrai, ne contiennent que 25 milligr. de sels de fer.

6o Par la présence de l'arsenic.

D. Action physiologique.

L'eau minérale de Corneto, dont le goût salé n'a rien de désagréable, provoque, quand on l'a bue, une sensation douce de chaleur dans tout le tube digestif. La sécrétion des glandes salivaires est augmentée, la salive arrive plus abondante à la bouche. Il en est de même des sucs de la digestion qui affluent en plus grande quantité dans l'estomac. Aussi l'appétit est-il vivement excité. L'eau minérale de Corneto, prise à petite dose, avant le repas agit donc comme *apéritive.* — Bue, également à petite dose, après le repas, et pour les mêmes motifs, elle agit comme *digestive.*

Prise à la dose de deux demi-verres, le matin à jeûn et à dix minutes d'intervalle, elle fait sentir son action *tonique* sur le canal digestif. Elle excite l'appétit et les sécrétions stomacale, pulmonaire, rénale et cutanée, sans agir d'une manière notable sur la sécrétion de la membrane muqueuse de l'intestin.

Continuée sous cette forme pendant plusieurs semaines, ou mieux à la dose de deux demi-verres le matin à jeûn et de deux autres demi-verres le soir avant le dîner, son action devient à la longue *altérante* de l'économie, et, par suite, *reconstituante.*

A la dose de quatre demi-verres pris le matin à jeûn, à dix minutes d'intervalle, et pendant plusieurs jours de suite, l'eau minérale produit une stimulation générale de l'économie : urines plus abondantes et plus riches en chlorure de sodium et en urée; fonctions intestinales augmentées et rendues plus faciles ; les fonctions de la peau gagnent en intensité et le corps arrive facilement à la transpiration, moyennant quelque exercice.

Si l'on prend quatre à six grands verres, une bouteille environ d'eau minérale le matin à jeûn, son action devient doucement *laxative.* On ne doit l'employer qu'exceptionnellement dans ce but, et on aura plus souvent l'occasion de viser à l'effet altérant, par l'emploi de cette eau, qu'à rechercher son action purgative.

E. Action thérapeutique.

L'eau minérale de Corneto représente une *médication reconstituante*, c'est-à-dire qu'elle agit à la manière d'un agent tonique et à la fois stimulant et modificateur sur les surfaces digestives et cutanées. Elle semble poursuivre une action analogue jusque sur les phénomènes les plus intimes de l'assimilation. C'est en vertu de cette action et de celle de l'iode qu'elle contient en abondance qu'elle possède des propriétés résolutives caractérisées. Elle développe l'appétit, élève le degré d'action de la peau, excite les sécrétions intestinale et urinaire, active la circulation abdominale et provoque les manifestations menstruelles et hémorrhoïdales.

Si à cette action bien caractérisée des chlorures, on joint celle qui est spéciale aux iodures, aux brômures, à l'arsenic, et, enfin, au fer et au manganèse, on peut dire que, en même temps qu'elle est reconstituante, l'eau de Corneto représente une médication *altérante*, c'est-à-dire qu'elle modifie dans un sens très déterminé certaines altérations toutes spéciales de l'organisme.

L'eau de Corneto convient surtout aux maladies du tempérament lymphatique, a celles des sujets à chairs molles, toujours plus ou moins frappées d'anémie ou d'atonie. Elle s'accommode moins bien des tempéraments nerveux dont l'irritabilité est le caractère dominant. Elle s'approprie mal aux tempéraments franchement sanguins prédisposés aux accidents congestifs.

Scrofule. — La première et la plus formelle des indications de l'eau de Corneto est contre la maladie scrofuleuse et ses manifestations diverses :

Engorgements ganglionnaires de nature scrofuleuse qu'ils soient subinflammatoires ou qu'ils aient déjà subi un commencement d'inflammation et de suppuration.

Maladies de la peau de nature scrofuleuse : prurigo, impetigo, eczéma et scrofuleux. Principalement dans les scrofucides sécrétantes, et, parmi les scrofulides sèches, contre celles qui s'accompagnent de prurit.

Affections scrofuleuses des muqueuses : pharyngite, otite externe, coryza chronique, ozène, punaisie, ophthalmie scrofuleuse, amygdalite, flux muqueux, muco-séreux, ou muco-purulent des bronches, de la vulve, du vagin, de l'utérus et des intestins.

Affections des os de nature scrofuleuse : periostite, ostéite, carie strumeuse, tumeurs blanches, abcès avec trajets fistuleux, etc.

Affections viscérales strumeuses : testicule scrofuleux, engorgement des mamelles, carreau, etc.

Lymphatisme exagéré.

Pléthore abdominale, obstruction abdominale, vénosités abdominales, dyspepsie qui en dépend, hypochondrie, obésité, rappel du flux hémorrhoïdal, goutte, etc.

Syphilis. — Comme médication adjuvante du traitement spécifique par les mercuriaux, l'eau minérale de

Corneto rend d'importants services dans le traitement des manifestations de la seconde et de la troisième période de la syphilis constitutionnelle. On s'expliquera aisément cette action puissante en se reportant à la nature des principes qui minéralisent l'eau de Corneto.

Maladies de la peau. L'agent thérapeutique qui nous occupe trouve sa véritable spécialisation contre les affections cutanées de nature syphilitique et scrofuleuse. Il réussit également bien contre certaines manifestations de nature douteuse.

Maladies du sang : anémie, chlorose et troubles fonctionnels qui en découlent ; menstruation irrégulière ou difficile, aménorrhée, dysménorrhée, névralgies diverses, accident hystériformes, céphalalgie, leucorrhée, engorgements et métrite chronique, etc.

Phthisie pulmonaire au premier degré, dans sa forme *torpide* et lorsqu'elle *est d'origine scrofuleuse.*

Tuberculisation des ganglions mésentériques chez les enfants.

Certaines *dyspepsies* et *gastralgies.*

Engorgement simple du foie et *cholélithiase.*

Goutte chronique, dans sa forme torpide, avec altérations persistantes des surfaces articulaires, surtout chez les sujets de tempérament lympathique.

Rhumatisme. Comme modificateur de l'état général et pour combattre la diathèse rhumatismale généralisée.

Convalescences difficiles et tardives, *procidences utérines et catarrhe utérin; affections chirurgicales* plus ou moins entachées de scrofule ou de lymphatisme.

Contre-indications : toutes les affections aiguës; les maladies du cœur et des gros vaisseaux; tempéraments fortement sanguins prédisposés aux accidents consécutifs.

TABLE DES MATIÈRES.

PREMIÈRE PARTIE.

DEUXIÈME PARTIE

TROISIÈME PARTIE.

QUATRIÈME PARTIE.

RÉSUMÉ GÉNÉRAL

Lille, imp. Lefebvre-Ducrocq. Paris, rue du Colisee, 26, Appay, repr.

Lille, imp. Lefebvre-Ducrocq — Paris, rue du Colisée, 26, Appay, repr

www.ingramcontent.com/pod-product-compliance
Ingram Content Group UK Ltd.
Pitfield, Milton Keynes, MK11 3LW, UK
UKHW021618260726
13965UKWH00007B/1106